Canadian
Model of
Occupational
Performance
& Engagement

カナダモデルで読み解く作業療法

県立広島大学 保健福祉学部 作業療法学科
教授 吉川ひろみ 著

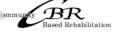

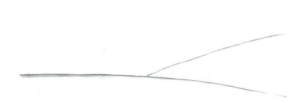

文献1より引用

 "あなたがいつかアフリカを旅することになったら，ちょっとだけ星の下で待ってください！
 その時，一人の子どもがあなたの所にもしやってきたら，もし笑ったら，もし金髪だったら，あなたが質問してももし応えてくれなかったら，あなたはその子が誰であるかよくわかるでしょう．（中略）
 そしたら，私に手紙をくださいね，あの王子さまが戻ってきたって……"1)

---

1) Antoine de Saint-Exupéry. The Little Prince. en:Reynal & Hitchcock, 1943.

序文

★彡 王子さまの本を書いてくれたおじさんへ

　おじさんが書いた小さな王子さまのお話[2]から，私はいろいろなことを考えました．私も王子さまに会いたかったな，王子さまとお話ししたかったなと思いました．おじさんが王子さまのことをみんなに知ってほしいと思って本を書いたように，私もカナダモデルのことを皆さんに知ってほしいと思って，この本を書きました．

★彡 読者の皆さんへ

　「星の王子さま」を読んだことがありますか．これは，飛行機操縦士のおじさんが出会った王子さまについて書いた本です．王子さまは，小さな星に住んでいたのだけれど，王子さまの星に1本だけあるバラの花との関係に悩み，旅に出ました．地球に来る前にいくつかの星に行き，それぞれの星で出会った人たちのことを，砂漠に不時着して飛行機を修理中のおじさんに話しました．王子さまは地球に来てから，たくさんのバ

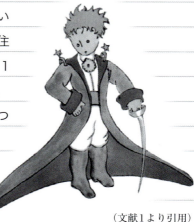

（文献1より引用）

---
2) サン＝テグジュペリ，内藤濯訳．星の王子さま．岩波書店，1962．

ラを見てびっくりしたり，キツネと友だちになったりしたことを，おじさんに話します．おじさんは，王子さまに頼まれて絵を描いてあげたり，一緒に水を探しに行ったりしました．

　私は，小学生のときと，大人になって入院していたときと，今回と，この本を3回読みました．読むたびに，印象が変わります．

　小学生のときは，おじさんが子どものころに描いた帽子に見える絵が，象を呑み込んだ大蛇の絵だったというところだけが記憶に残りました．そのため，この本から得たメッセージは，「外から見ただけではわからないことがある」ということでした．

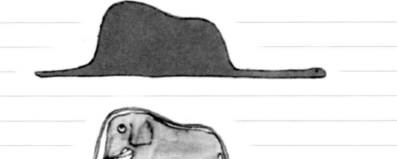

(文献1より引用)

　入院中に読んだときは，おじさんと王子さまの別れの場面が印象に残りました．王子さまは毒ヘビにかまれて死んでしまったのか，王子さまは自分の星へ無事に戻ることができたのか気になりました．その後，王子さまが死んでしまっても，死んでいなくても，おじさんが王子さまにはもう会えないことに変わりはないと思いました．どちらであっても，おじさんは星を見上げて王子さまのことを考えることができます．王子さまとの思い出は消えることはありません．私も今を大

事に生きようと思いました．

　今回は，王子さまの話とカナダモデルをつなげて考えるために読んだので，何回も読み返しました．そして，いろいろなことを思いつき，いろいろなことを考えました．みなさんが「星の王子さま」を読んだら，きっと私とは違ういろいろなことに気がつくと思います．

　おじさんと王子さまの話が私の心に残ったように，この本の何かが皆さんの心に残ったらうれしいです．

　「星の王子さま」（原題：「Le Petit Prince」）は青空文庫でお読みいただけます．
(https://www.aozora.gr.jp/cards/001265/files/46817_24670.html)

目　次

序文 ··· 3

第 1 章　リハビリテーションと作業療法 ·························· 9

1．リハビリテーションの森 ··· 10
2．私が出会った作業療法士たち ······································ 13
3．外国の作業療法 ·· 19
4．作業療法に共通すること ·· 21

第 2 章　カナダの作業療法 ·· 29

1．作業療法の人間観を示すカナダモデル ·························· 30
2．作業遂行と作業との結び付き ······································ 65
3．作業療法の範囲 ·· 68
4．カナダ作業遂行測定（COPM） ··································· 70
5．作業ができるための条件 ·· 78
6．作業療法のプロセス ·· 87
7．作業をできるようにする技能 ····································· 105

第 3 章　カナダモデルの影響 ·· 119

1．カナダモデルを知った作業療法士たち ······················ 120
2．リーズニングの変化 ··· 128

あとがき ··· 135

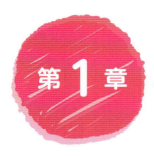

リハビリテーションと作業療法

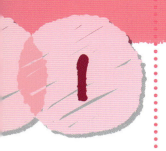

リハビリテーションの森

　ずいぶん前のことになりますが，私がまだ前髪を眉毛の上に並べて切っていたころ，一人でリハビリテーションの森に入ってしまいました．そこには，生まれつき手や足が不自由な子どもや，病気やけがで身体が弱い人たちを助けたい人たちが住んでいました．そこで知ったのは，世の中には手や足がない人や足があっても歩けない人，一見どこも具合が悪くなさそうでも人付き合いがうまくできない人がいるということです．私はリハビリテーションの森に入るまで，そういう人たちがいることをあまり知りませんでした．

　リハビリテーションの森では，そういう人たちがみんなと一緒に社会の中で暮らしていけるようになるために働く専門家を養成していました[3]．

　私の親戚には，見えない物が見えたり，聞こえない音が聞こえたりするおばさんがいて，子どものころ一緒に病院に行ったことがありました．私には優しい普通のおばさんでしたが，おばさんの旦那さんは困っているようでした．近所には，右手と右足が不自由なおばあさんがいて，おかあさんがいなかった孫の参観日には学校に行ったりしていました．孫が「料理下手ババア」と言ったとき，私のおかあさんがその孫を叱りました．親戚のおばさんや近所のおばあさんは「障害者」なのだということを，私はリハビリテーションの森で知りました．

---

[3] 私が入学したのは，国立療養所東京病院附属リハビリテーション学院です．作業療法学科と理学療法学科がありました．1963 年に開校して 2008 年に閉校しました．

1 リハビリテーションの森　11

　私はリハビリテーションの森で，何年間か過ごしました．私が住んでいたのは，「作業療法」という地区で，森の中では一風変わった所でした．いろいろな活動小屋があって，粘土で器を作ったり，縦糸と横糸で織物を作ったりしていました．木工や手工芸をしたり，歌を歌ったり，絵を描いたり，とても楽しい所です．でも，あまり楽しそうにしてはいけませんでした．助けを必要とする人たちを助けるために行うことなので，真面目な顔で行わなければいけないのです．

　私はもともと，小物を作ったり，絵を描いたりすることが好きでした．歌もおしゃべりも好きだったので，クラスメートとにぎやかにいろいろな活動をしました．そして，真面目にレポートを書きました．引くときに切れる日本の鋸と，押すときに切れる西洋の鋸では使う筋肉が違うとか，陶芸よりもタイルモザイクの方が精神的負荷が少ないとか，教科書を見ながらレポートを書きました．

　この活動小屋ではさまざまな活動によって，病気を治したり，障害を軽くしたりするということでした．そんなことが本当にできるのか不思議に思いましたが，そこを疑ってはいけません．リハビリテーションの森の中に活動小屋がなくなってしまうからです．もうすでに，活動小屋は古くなり，崩れそうなのに修理もしてもらえなかったので，活動が治療になることをみんなに分かってもらえるよう努力する必要があったのです．

　リハビリテーションの森には医学を学ぶための立派な建物があって，偉い先生たちが定期的にやってきました．脳の中がどうなっているか，筋肉はどうやって動くのか，病気になると身体がどう変化するのかなど，いろいろ教えてもらいました．先生たちは少し教えると必ず試験をしました．私たちは一生懸命に勉強しました．本を読んで，覚えて，書いて，本を読んで，覚えて，書いて，これを繰り返すうちに活動小屋のことを忘れてしまいました．

　今はもうリハビリテーションの森はありません．リハビリテーション医

学はとても立派になって，病気やけがによる心身機能障害を詳しく調べられるようになり，心身機能回復のためのさまざまな治療が発展し，町に立派なビルを建てることができるようになったからです．人工知能やロボットを使った治療も進められています．活動小屋は形を変えて町や村にあるようです．障害者が集まって活動する場所もあるし，障害者もそうでない人も老若男女が集まって活動する場所もあります．まだ，あまり多くはないようですが，これから増えていくと思います[4]．

---

4) 日本にリハビリテーションが導入された時代は，リハビリテーションは専門の施設で専門の器具を使って行われるものでした．その後，地域に根ざしたリハビリテーション（community-based rehabilitation）が推奨されるようになり，地域に根ざした共生社会の実現（community based inclusive development）を目指し，地域包括ケアシステムの構築が推進されています．

2 私が出会った作業療法士たち

　私は作業療法士になるために勉強をしているときから，いろいろな作業療法士に出会いました．王子さまが地球に来る前に訪れた星で会った人のお話をしたように，私も作業療法士たちの話をしようと思います．

● 器用さん
　その作業療法士は病院で白衣を着て仕事をしていました．髪は軽くウェーブしていて，耳に小さなピアスがありました．「作業療法士は大事な仕事よ」と言いました．患者が来ると，ササッと近寄り椅子をひいて，患者が座るのを優しいまなざしで見つめます．
　「今日はここからですよ」と，作りかけの小さなお花の刺繍を患者に渡しました．患者はとてもゆっくり針を持ち，お花を刺していこうとします．でも，良い場所に針を刺すことがなかなかできません．
　器用さんは「そこは私が手伝いますね」と良い場所に針を刺します．患者はゆっくり針を持ち，糸を引きます．
　この様子が繰り返されるのを見て，私は「患者さんは糸を引いているだけで，刺繍をしているのは器用さんのようですね」と言いました．すると器用さんは，にっこり笑って「あなたにはそう見えるのね」と言いました．

●遊び訓練士さん

　その作業療法士は，あまり似合わない運動着を着ていました．制服なのか私服なのか区別がつきにくいタイプの服です．作業療法室には，子どもを連れたお母さんたちが通って来ていました．子どもたちは，普通なら歩いたり，話したりする年齢になっているのに，まだそれができないから来ているそうです．

　遊び訓練士さんは「さあ始めましょう」と言うと，子どもを一人一人マットの上に寝かせて，手や足を動かします．その後おもちゃを握らせたり，ボールを使ったりして，「訓練」を続けます．その間ずっと子どもに話しかけます．子どもは，嫌がったり泣きそうになったりすることもあります．そんなとき遊び訓練士さんは，「もう少し．えらいえらい．がんばったね」と明るく子どもを励まし続けます．

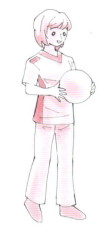

　「訓練」が終わった後「お家ではこんなふうに遊ぶことはできないからここで身体を十分に使った遊びの経験をするの」と，遊び訓練士さんは言いました．私は思わず「遊びだったんですか」と聞きました．遊び訓練士さんは私を見つめ「遊びを使った訓練よ」とほほ笑みました．

●スポーツ万能さん

　その作業療法士は見るからにスポーツマンタイプで，デイケアに通っている青年と卓球をしていました．青年は就職できるようになりたいからデイケアに通っているそうです．卓球には興味はなさそうで，付き合いでやっている感じでした．スポーツ万能さんは真剣でした．青年を励まし，ときには力強くスマッシュをきめたりして，「これぞ卓球」という感じでした．

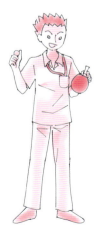

私が「スポーツ万能さんが勝ってもいいんですか」と聞くと，スポーツ万能さんは「勝負の厳しさを知らなくちゃ．社会は厳しいんだから」と言いました．

●自然派さん

その作業療法士は，周りの景色に溶け込んでいるような感じの人で，病院の敷地内にある畑で野菜を育てていました．黙々と仕事をしています．患者たちも一緒です．お喋りしている人もいるし，ぼーっと見ているだけの人もいます．自然派さんだけが真剣に仕事をしています．

私が「自分の背中を患者さんたちに見せることで，仕事に没頭する素晴らしさを教えようとしているんですか」と聞くと，自然派さんは「仕事は自分のペースでやればいい，自然が一番」と言いました．

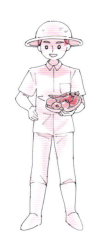

●文学好きさん

その作業療法士はシンプルな服装で文学少女がそのまま大人になったような感じでした．たくさんの本を読んでいて，人生を語ることが好きなようでした．患者の人生を見てきたかのように，物語調に話します．人生それぞれの時期に，さまざまな出来事がある，病気になったことも人生の一部だし，障害を持ちながら生きることもこれからの人生になると教えてくれました．その人の作業療法の記録はこんな感じでした．「今日作業療法室に現れた彼は，いつものようにうつむき加減で看護師に手を引かれていた．作業療法士が『おはようございます』と言うと，消え入るような声で『お，はよ』と言った．作業療法士が歌い始める

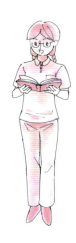

と，彼の顔が上がり，口元が少し動いた」

●謎のほほ笑みさん

その作業療法士は，ほほ笑みながら不意を突くようなことを言う人でした．患者が少しできるようになると，もうちょっと難しいことをやるように言います．何かを思いついてやってみようとすると，「そう言われればそういうこともあるかも」というようなことを指摘します．謎のほほ笑みさんの指摘は間違ってはいないけれど，それほど重要なことではないようにも思えます．謎のほほ笑みさんの言葉を聞くと，「もっと考えることがあるでしょう」と言われている気がします．思いつきでやってみようとする気持ちをすーっとなくさせるようなことを言う人です．でも後になってよく考えてみると「なるほどなあ」と感心することがあります．

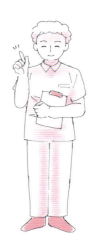

●好感度 No.1 さん

その作業療法士は，初めて会った人でも前から知っていたような気持ちになる感じの人でした．そして患者とお友達のように，家族のことや趣味の話をします．作業療法室では，患者は自分で道具や材料を出して作業をして，後片付けも自分でします．好感度 No.1 さんはほめたり，励ましたりします．患者が，やり方が分からなくて困ると，好感度 No.1 さんも一緒に悩みます．そのうちに患者が何かを思いついて作業を続けます．私は「好感度 No.1 さんは何をしているんですか」と聞きました．すると好

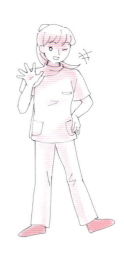

感度 No.1 さんは患者の方を見ながら「ほうら，あの人あんなに作業ができるようになったでしょ」と言いました．

● カリスマさん

　その作業療法士はとても魅力的な人でした．絵も上手でスポーツもできます．威張ることもへりくだることもありません．特別明るく振る舞うわけではないけれど，周りの空気が晴れていく気がします．カリスマさんに会って言葉を交わすとなんだか得をした気分になります．

　患者たちは，今日はこの話をしようと準備して作業療法室に来ます．そしてうれしそうにカリスマさんと話すのです．カリスマさんはみんなの憧れの存在なのです．私もカリスマさんのことを思い出すとうれしくなります．すてきなアイデア，器用な手仕事，華麗な立ち居振る舞い，陽に照らされた髪の一本一本が輝いています．

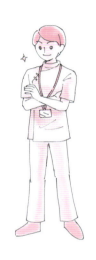

● 神の手さん

　一人の作業療法士が，患者の手を動かしています．患者に何かを持ったり離したりするように言い，患者は黙ってその指示に従っています．周りにいるほかの作業療法士たちが熱心にそれを見ています．作業療法士たちは，患者の姿勢，皮膚の下の筋の動きに関心があるようです．しばらくして，神の手さんの指示で患者が両手を上げました．作業療法士たちは拍手をしました．最初よりも高く手を上げることができたのでうれしかったのです．

　私は「これって，作業療法士の仕事かな」と思いましたが，何も言えませんでした．

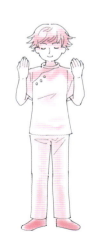

作業療法士には，いろいろな人がいます．王子さまが出会った地理学者が「大切なことは確かなこと，変わらないことだ」と言っていました．だから，「山や川のことは書いても，花ははかなくて消えてなくなるから書かない」と言いました．王子さまにとっては大切な花を，地理学者は価値があると認めなかったのです．地理学者はきっと，作業療法士のことも認めないと思います．作業療法士のバリエーションが広すぎてつかみどころがないからです．作業療法士が何をするかは，場所によっていろいろ変わります．作業療法は，花のようにはかないのでしょうか．消えてなくなる恐れがあるのでしょうか．

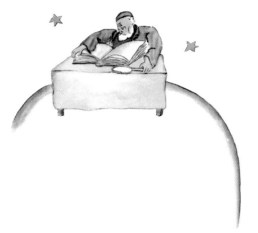

（文献1より引用）
きっと地理学者は作業療法士の価値を認めてくれないだろう

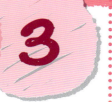

3 外国の作業療法

　私はアメリカの大学院で勉強していたときに，英語で書いてある作業療法のことをたくさん読みました[5]．日本で勉強していたときから，リハビリテーション，ノーマライゼーション，インテグレーションなど，たくさんの英語を知っていたし，ピネル，フロイト，マイヤー，バートン，フィドラー，エアーズなど外国人の名前もたくさん知っていました[6]．英語の国であるアメリカに行けば，明確な作業療法があるかのように思っていたのです．

　ところが，アメリカでも作業療法は知られておらず，誤解されていました．外来で作業療法を受けた患者からの手紙に「理学療法をありがとう」と書いてあったのです．アメリカ作業療法協会の雑誌では，パーティで自分の職業を聞かれたときに説明するフレーズを募集していました．「作業療法は患者を忙しくさせる仕事でしょ」とか「手は動くから作業療法は必要ない」などと言うアメリカ人たちもいました．

　1980年代後半から1990年代は，世界中のあちこちで作業療法を分かりやすく正しく説明しようとしている人たちが熱心に活動を始めた時代でした．

　「作業療法が分かりにくいのは，作業が分かりにくいからだ」と考えた人たちは，作業そのものを研究する新しい学問として作業科学を作りまし

　5）私は，1992年から1年半ウェスタンミシガン大学に留学しました．
　6）作業療法の歴史については，「鎌倉矩子．作業療法の世界【第2版】．三輪書店，2004」に詳しく記載されています．

た[7].

　また，別の作業療法士たちは，作業療法実践をビデオに撮って，その作業療法士にそのビデオを見せ，なぜその行動をしたのかを説明させて，作業療法士の考えの道筋（リーズニング）を見つけました[8].

　アメリカ作業療法協会では，作業療法を説明するときに共通する言葉を使えば，作業療法が分かりやすくなるだろうと考えて用語集を作りました[9]．その後，用語集をやめて，作業療法が何にかかわり（領域），作業療法をどのように進めるか（プロセス）を説明する実践枠組みを発表しました[10]．作業療法は用語を統一しただけでは，分かりやすくならなかったからです．作業療法の特徴は，領域とプロセスに現れると考えたのです．

　作業療法を説明する理論もいくつも生まれました[11]．日本でも「作業療法の核を問う」という議論がされました[12]．作業療法のリーズニングや理論は，日本にも紹介されました[13].

---

7) Zemke R, Clark F.: Occupational Science : The evolving discipline. F. A. Davis, 1996（佐藤　剛監訳．作業科学－作業的存在としての人間の研究－．三輪書店，1999），吉川ひろみ．「作業」って何だろう 作業科学入門 第2版．医歯薬出版，2017.

8) 文化人類学者と作業療法士が協働で作業療法実践での行動の理由を明らかにしました．(Mattingly C, Fleming MH. Clinical reasoning : Forms of inquiry in a therapeutic practice. F. A. Davis, 1994)

9) 「統一用語集（American Occupational Therapy Association. Uniform terminology for occupational therapy）」は，1994年の第3版が最後になりました．

10) 作業療法実践枠組み（Occupational therapy practice framework : Domain and process）は2002年に初版が，2020年には第4版が出ています．

11) 人間作業モデル（Kielhofner G. Model of Human Occupation : Theory and Application. 4th ed., Lippincott Williams & Wilkins, 2008. 山田　孝監訳．人間作業モデル 理論と応用 改訂第4版，協同医書出版社，2012），カナダ作業遂行モデル（Canadian Association of Occupational Therapists. Enabling occupation : An occupational therapy perspective. CAOT, 1997．吉川ひろみ監訳．作業療法の視点─作業ができるということ．大学教育出版，2006）などがあります．

12) 日本作業療法士協会．社団法人日本作業療法士協会 25周年記念誌　シリーズ作業療法の核を問う，1991.

13) 吉川ひろみ．作業療法理論の概観：用語の意味と枠組みの違い．作業療法ジャーナル37(7)，691-695，2003.

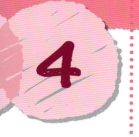

作業療法に共通すること

　海外でも日本でも作業療法士たちが共通に思っていたことは，作業療法を分かりやすく説明するのは難しいということでした．

　なぜ難しいか…見えないから．見えるけれども，見えていることだけではありません．見えないことの方が多い，見えないことこそが作業療法だと感じます．リーズニングも理論も考えることなので，直接は見えません．感じたり分かったりする様子は，外から分かりにくいのです．作業療法を分かるためには，見えないものを考える必要があります．

　カナダでは，1900年代の初めにリハビリテーション医学や精神医学の一部として，作業療法が誕生したそうです[14]．これは，日本もほかの国も似ています．作業療法が生まれた背景には，アートアンドクラフト運動，セツルメント運動，精神衛生運動といった社会運動の影響が大きかったそうです．アートアンドクラフト運動は，産業革命や資本主義によって生まれた大量生産の物とは違う，手作りの物で生活を彩ることの大切さを主張するものでした．セツルメント運動は，お金持ちの人も貧乏な人も一緒に暮らす中で良い社会を目指そうとするもので，現在の社会福祉の考え方につながっています．精神衛生運動は，精神疾患に対する当時の不適切な精神科治療を見直し，精神の健康を守る方法を志向するものでした．カ

---

14) エリザベス・タウンゼント，ヘレン・ポラタイコ編著．吉川ひろみ他監訳．続・作業療法の視点：作業を通しての健康と公正．大学教育出版，2011，pp.405-408．(Townsend EA, Polatajko HJ. Enabling occupation II : Advancing an occupational therapy vision for health, well-being and justice through occupation. CAOT Publications ACE, 2007)

ナダではこうした社会運動と女性運動が，作業療法誕生を支えました．

　日本で精神医学の一部として作業療法が導入されたのはカナダとほぼ同時期でしたが，リハビリテーション医学としてはカナダより約50年後の1960年代でした．戦争中の兵士の治療で発展した身体的リハビリテーションが，第二次世界大戦に敗北した日本にやってきたのです．

　1980年代，カナダの作業療法士たちはみんなで「作業療法って何だろう」と考えました．カナダでは作業療法士の9割以上が女性で，活躍している人の多くは「話し好きのおばさん」でした．おばさんたちが集まって話し続けたことでしょう．「こんなことがあった」「あんなことがあった」「それはああだからじゃない？」「でもこうかもしれないでしょ」「こう考えたらどう？」．話は延々と続いたと思います．この光景は私の周りでもよくあります．話は具体的な出来事から始まり，なぜそれが起こったかを話します．説明の仕方はいろいろあって，話はどんどん続いていくのです．

　作業療法士の働いている場所は，学校や家，病院，施設といろいろです．作業療法士がしていることも，手芸や書字，料理，スポーツといろいろです．クライエントは子どもから高齢者まで，心身機能障害の程度も種類もいろいろです．作業療法士だけが専門に使う特別な機械や器具はありません．

　何をもって「これこそ作業療法」と言ったらいいのでしょうか．

　カナダの作業療法士たちが出した答えは，「クライエント中心」と「作業遂行」でした．

🌸 クライエント中心

　作業療法は，いろいろな場所で，いろいろな人に，行われています．何をしているかもいろいろです．だから「作業療法とは○○をすることです」という説明ができません．「作業」という名前の作業がないのですか

ら，料理とか卓球とか作業名を言わなければ説明できません．でも，どれかの作業名を言ってしまうと作業療法全体の説明ではなくなってしまいます．人や状況によって作業名がみんな違うのが作業療法なのです．

　金子みすゞさんの詩に「みんなちがって，みんないい」というフレーズがあります．みんな違う作業療法が，みんないいなら問題はありません．いいかどうか分からないことが問題です．まず，何をもっていいことにするのかを決めなければなりません．

　いいかどうか，善悪，正誤をどうやって決めたらいいでしょうか．私たちは，良いか悪いかをだいたい直観で決めることができます．でも，いざその理由を問われると論理的に説明することは容易ではありません．容易ではありませんが，不可能ではありません．作業療法を説明しようとする人たちによって，以前よりは作業療法を説明できるようになりました．

　カナダの作業療法士たちが作業療法を説明するために最初に選んだのは，「クライエント中心」でした[15]．クライエント中心とは「どんな作業をできるようになりたいのか」「作業療法で何をどんなふうにするのか」「何がどうなったら作業療法が成功したと言えるのか」こうしたことを決めるのはクライエントだという考えです．

　映画監督のボニー・シャー・クラインは，「脳卒中になってから作業療法として積み木やゲームをしたけれど，自分にとって本当の作業療法は映画製作にかかわることだった」と語りました[16]．カナダの作業療法士た

15）カナダの作業療法士たちは，クライエント中心を Client-centred と，イギリス英語表示にしています．

16）エリザベス・タウンゼント，ヘレン・ポラタイコ編著．吉川ひろみ他監訳．続・作業療法の視点：作業を通しての健康と公正．大学教育出版，2011，p.42．（Townsend EA & Polatajko HJ. Enabling occupation Ⅱ：Advancing an occupational therapy vision of health, well-being and justice through occupation. CAOT Publications ACE, 2007）ボニー・シャー・クライン（Bonnie Sherr Klein）はドキュメンタリー映画の監督で，「Slow Dance：A Story of Stroke, Love and Disability」という本で，脳卒中の体験をつづっています．

ちは，1995年の作業療法学会に講演者として彼女を招待して話を聞いたのです．そして，どんな作業がクライエントを回復させるのかは，クライエント抜きでは決して分からないのだという考えを共有しました．

　でも，クライエントはどのようにしたら作業がうまくできるかどうかを知りません．いろいろな作業をするために何が必要か，どうやったらもっと楽にできるようになるのか，作業を発展させていく可能性としてどんなことが考えられるか，こういったことは作業療法士の方がよく知っています．

　ということは，クライエント中心の作業療法は，クライエントだけでもできないし，作業療法士だけでもできません．クライエントと作業療法士が一緒に話したり，作業をやってみたりすることが不可欠だということになります．

　こうしてクライエントの作業を，クライエントと作業療法士が一緒にする，コラボレーションする，パートナーになるということが，クライエント中心の作業療法だという結論に至りました[17]．

　おじさんは，王子さまと出会ったとき飛行機を修理するという作業をしていました．おじさんは，自分一人で失敗したり工夫したりして，飛行機を修理することができました．もし，おじさんが困った状態になった自分の状況とか，飛行機修理の進捗状況とかについて話し相手がいたことでうまく作業ができたなと思ったら，誰かと一緒に行った方が作業ができるという考えに賛成してくれると思います．

17）クライエント中心の作業療法については，カナダ作業遂行測定（COPM）の開発者でもあるマリー・ローが書いた本（Law M. Client-centered occupational therapy. SLACK. Inc, 1998．宮前珠子，長谷龍太郎監訳．クライエント中心の作業療法．協同医書出版社，2000）と，テルマ・サムションがイギリスの大学で働いていたときに書いた本（Sumsion T. Ed. Client-centred practice in occupational therapy：A guide to implementation. Churchill Livingstone, 1999．田端幸枝ほか訳，「クライエント中心」作業療法の実践―多様な集団への展開，協同医書出版社，2001）が翻訳されています．

もし，おじさんが腰を痛めていて修理を続けることができないときは，作業療法士はおじさんの腰に負担がかからないような姿勢で修理ができるようにアドバイスをするかもしれません．あるいは，飛行機の修理について情報を集めたり，必要な部品を調達したりするかもしれません．作業療法士がどんなふうにかかわるかは，クライエントであるおじさんと相談しながら決めていきます．

作業遂行

　作業療法の最初についている二文字が，多くの作業療法士の悩みの種でした．人が何かを行うことが治療になるという信念をもったアメリカ人たちが集まって，この治療法を occupational therapy と呼ぶことにしたのは 1917 年のことです[18]．そして日本では，1963 年に作業療法の法律ができ，学校ができ，診療が始まりました[19]．英語では occupation，日本語では作業．名前は決まったけれど，定義できない，分かりにくいという問題が残されました．

　私が作業療法士になったころ，作業という名前が悪い，イメージが悪いと言っている人たちがいました．単純作業とは言うけれど，複雑作業とは言わないし，作業着から肉体労働を想像するため，イメージが悪いということです．作業療法は，理学療法と一緒に日本に来たので，理学療法・作業療法と並べて表記されることが多かったのですが，理学という言葉が醸し出す知的なイメージが，作業という言葉の庶民性を一層際立てます．

---

18) 当時は，work cure, activity therapy，などという言葉も使われていました．アメリカの作業療法 100 年史が出版されています．「Andersen LT, Reed KL. The history of occupational therapy：The first century. Slack, 2017」
19) 日本のリハビリテーションの歴史については，「上田 敏．リハビリテーションの歩みその源流とこれから．医学書院，2013」に詳しく書かれています．

英語の occupation は，給料が支払われる職業を指すことが多いのでやっぱり誤解を生んでいました．occupational therapy を，香港では職業治療，台湾では職能治療と訳しています．台湾も香港も，physical therapy は理学療法ではなく物理治療と訳しています．名前から受け取るイメージは大切ですが，名前だけで中身が決まるわけではないので，作業の中身を説明する努力が続けられました．

カナダの作業療法士のマリー・ローは，環境の中で人が作業を行うことを作業遂行と呼ぶことにしました[20]．作業よりも作業遂行の方が分かりやすいです．人は人生の中でいろいろな作業を行うけれど，存分にできるときと，なかなかできないときがあります．作業ができるかどうか，作業遂行がうまくいっているかどうかを，人と環境と作業の適合具合で示すことを考えたのです（図1）．

人と環境と作業の適応具合を見ていくという考え方は，ほかの作業療法理論でも採用されています．世界作業療法士連盟が2002年に作業療法士の教育基準を改定したときには，人と環境と作業の関係を理解できること

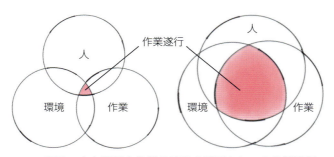

図1　人と環境と作業の適合の結果としての作業遂行

---

20) Law M, Cooper B, Strong S, et al. The person-environment-occupation model：A transactive approach to occupational performance. Canadian Journal of Occupational Therapy. 1996, 63（1），9-23.

を，作業療法教育を受けた人の要件の第一に掲げました[21]．

　人と環境と作業の重なり具合で作業遂行を説明することのもう一つのポイントは，それぞれをよく理解しても作業遂行は理解できないという点です．人と環境と作業にはトランザクションと呼ばれる現象が起きます．相互に影響し合って，元の状態から変化していくからです．

　おじさんがどんな人か，王子さまがどんな人かをいくら詳しく調べても，おじさんが王子さまと出会って何が起こるか分かりません．そして王子さまの話を聞いたり，王子さまに絵を描いてあげたりして，おじさんは王子さまと出会う前のおじさんとは少し違う人になりました．絵を描くという作業に対する思いも変わりました．そして，王子さまのことを私たちに知らせたくて本を書くことにしました．

　人と環境と作業がしっかり重なった作業遂行は，人を変化させたり環境を変化させたりする度合が大きくなります．忘れ得ぬ作業を行う経験は人生を左右するでしょうし，社会運動などの作業は社会の仕組みを変えたり，本を書くなどの作業は人々の態度や考え方を変えたりします．

　作業遂行を考えるようになって，世界の作業療法士たちの関心は，社会構造や人々の態度といった環境に，広く向けられるようになりました．

　そして，2018年，日本作業療法士協会の作業療法の定義も改定されました．日本の作業療法士も，世界の作業療法士と共に，作業療法をさらにより良いものにしていくことでしょう．

---

21) World Federation of Occupational Therapists. Minimum standards for the education of occupational therapists 2002.

第2章

カナダの作業療法

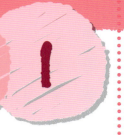

作業療法の人間観を示すカナダモデル

　カナダの作業療法士たちは，作業療法とは何だろうと考える中で，作業療法には人を見る独特な視点があると気づきました．作業療法の人間観を表すモデルを考えました．人って何だろうと考えてみると，誰でもどこかの環境の中にいて，多くの場合は何らかの作業をしています．

　人（Person）とは，環境（Environment）の中で作業（Occupation）をするもの，というわけで最初のカナダモデルは大きさの違う三つの同心円で表現されていました[22]．でも，みんなが作業をしているわけではないし，いつも作業をしているわけでもない，ということから，次のカナダモデルでは，人を示す真ん中の円が三角形に変わりました[23]（図2）．三角形の角は，作業をしないで人が環境の中にいる状態を表しています．

　三角形は，いろいろな側面を持っていても安定している状態を表してい

---

[22] 作業遂行モデル（Occupational Performance Model）と呼ばれていました．Law M, Bapteste S, Carswell A, et al. Canadian occupational performance measure. 2nd ed., CAOT Publications ACE, 1994. 吉川ひろみ，上村智子訳．COPMカナダ作業遂行測定．大学教育出版，1998.

[23] 作業遂行のカナダモデル（Canadian Model of Occupational Performance）という名称になりました．
Canadian Association of Occupational Therapists. Enabling occupation：An occupational therapy perspective. CAOT Publications ACE. 1997, 吉川ひろみ監訳，作業療法の視点―作業ができるということ，大学教育出版，2000.
Townsend EA, Polatajko HJ. Enabling occupation II：Advancing an occupational therapy vision for health, well-being and justice through occupation. CAOT Publications ACE, 2007. エリザベス・タウンゼント，ヘレン・ポラタイコ編著．吉川ひろみ他監訳．続・作業療法の視点：作業を通しての健康と公正．大学教育出版，2011.

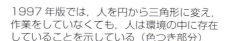

1991年版では，人は環境の中に存在し，作業を通して環境と交流することを示している

1997年版では，人を円から三角形に変え，作業をしていなくても，人は環境の中に存在していることを示している（色つき部分）

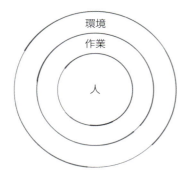
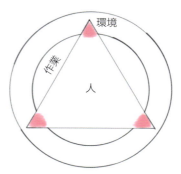

図2　カナダモデルの変化　1991年版と1997年版

るのだそうです．人は誰でもいろいろな側面を持っているけれど，一人の人としてのまとまりとして存在しています．

環境が一番外側にあるのは，人は環境から逃れることができないからです．王子さまが地球に来る途中に立ち寄った星で出会った人たちについて，カナダモデルで見ていきましょう．

王子さまが最初に行った星の王様は，命令したいけれど命令する相手がいない様子でした．王様は自分がすべてを治めていると信じているので，相手が誰かを確かめることもなく命令します．王子さまがあくびをしたら，あわてて「あくびをすることを命じる」と言いました．それに王子さまが夕陽を見ることを命令した形にするために，夕方になるまで命令するのを待つということも思いつきました．何とか命令することができている状態を維持するために，王様なりにとても工夫をしているのです．王様には命令するという作業しかないし，命令することで，王様は自分が王様だと納得することができるのです．

私は，この王様にもっと別の作業をしたらどうかと提案したくなりま

す．例えば，白テンのコートの着こなしを工夫してみるとか，命令しようとせずに相手の話を聞くとか．王子さまだって，王様が王子さまにおかしな命令をしなければ，もう少し長く王様の星にいたかもしれません．そして，友達になれた可能性も少しはあると思います．

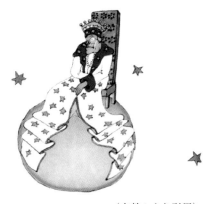

（文献1より引用）

　王子さまが次の星で出会った大物気どりの人は賞賛されたらお辞儀をするという作業をしていました．一人ではできない作業をしているという点で王様と同じです．賞賛する人がいなかったらお辞儀ができません．相手を必要とする作業は，一人ではできないので厄介です．賞賛されたらお辞儀をするためには，まず賞賛されるようなことをしなければいけないはずですが，この大物気どりは何もしないで認められたがっているのです．王子さまでなくても，大物気どりとは一緒にいたくないと思います．

　大物気どりが得意なことを見つけて，一生懸命練習すれば，自然に賞賛する人が出てくるかもしれません．賞賛されたいと思う前に，何か

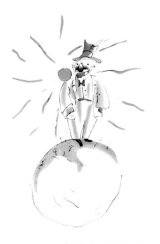

（文献1より引用）

の作業をしっかり行うことを提案したいです．

　次の星にいた酒びたりは，酒を飲むという一人でもできる作業をしていて，他者の関与が要らないという点では王様や大物気どりよりも自立しています．でも，不幸に見えます．酒を飲むことを恥だと思っているのに，恥を忘れるために酒を飲んでいるからです．酒を飲まなければ恥がなくなるので，忘れる必要もないから酒を飲まなくてもよくなるのに．いったん酒を飲んでしまったら，その恥は消えないから，恥を忘れるために飲み続けなければならないのです．酒を飲むことを恥だと思わなければ気が楽になると思うけれど，この酒びたりの信念は変わりそうもありません．世の中にはほかにも楽しい，素晴らしい作業はたくさんあるのに，酒びたりは気づきません．人の信念はそう簡単には変わらないものなのでしょう．でも，環境が変わったら酒びたりの考えも変わるかもしれません．美しい音楽が聞こえてきたら，その音楽に引きこまれて，酒を飲むことも，恥も忘れて，音楽の世界で生きることができるかもしれないと思います．

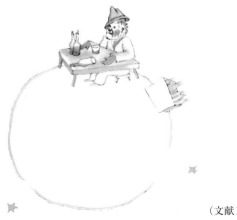

（文献1より引用）

　次の星にいた実業家は，星を数えることで金持ちになれると信じています．最初に見つけた人が，見つけた物の所有者になれると思っています．

たくさんの星の所有者になると金持ちになったということになって，そのお金でまた星が買えるのだそうです．王子さまが，実業家と酒びたりが似た考えをしていると思った通り，この二人のしていることに共通するのは堂々巡りです．酒を飲むことを忘れるために酒を飲む，星を所有するために星を所有する．

　星の所有者なら，星にとって役立つことをするものではないかと王子さまが言うと，実業家は黙ってしまいました．

　私も，この実業家のようになりそうになったことがあります．子どものころ，お年玉をもらって貯金しました．貯金通帳のお金が増えていくのを見てうれしく思いました．そのうちに，銀行の人が定期預金にすることを勧めてくれました．お金を増やすためには定期預金にした方がいいのだそうです．大人になってからは，投資信託を勧められました．投資信託は定期預金よりも長い間預けると，お金が増える確率が高くなるそうです．解約すると増えるはずのお金が増えなくなるので，解約しにくくなります．お金は貯まっていきますが，本来のお金の役目は使われることなのに，使われず増えるだけになってしまうのです．お金を増やすためにお金を貯めるのは堂々巡りで，私にとってもお金にとっても役に立ちません．

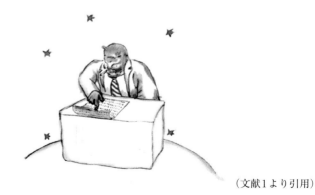

（文献1より引用）

　次の星は，年々自転が速くなる小さな星で，今ではもう，1日が1分になっています．点灯人は夜にはガス灯をつけ，昼にはガス灯を消すという

作業をすごいスピードで繰り返さなければなりません．環境が変わったのに指示が変わらないことがこの悲劇を生み出したのです．王子さまは，星の自転に合わせて歩けばいつも昼間でいられると提案しますが，点灯人のしたいことは眠ることなので提案は受け入れられませんでした．反対向きに歩けばいつも夜でいられるけれど，歩くことと眠ることを同時に行うことはできません．点灯人はこれからも忙しくガス灯をつけたり消したりするだけでしょう．

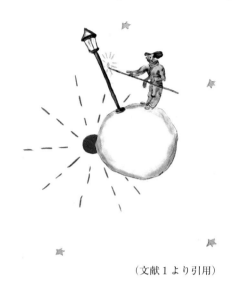

（文献1より引用）

　王子さまは，点灯人のことをこれまで出会ったほかの星の人たちよりも気に入ったようです．自分以外のことのために一生懸命な姿に好感を持ったのです．私も王子さまに賛成です．でも，環境も作業も変えられない今の状況は，点灯人に気の毒です．この星の自転がゆっくりになることを祈るばかりです．

　最後の星には，地理学者がいました．地理学者は，王様や大物気どりと同じように一人ではできない作業をしていました．探検家が来たら話を聞いて書きとめるという作業をしていたのです．この星はほかの星よりは大きかったけれど，地理学者は出歩かないので探検家に会うこともめったにありません．だから，王様や大物気どりと同じように，自分の作業がなかなかできないのです．

　地理学者には，ほかの星の人たちと違うところがあります．それは自分で判断しているところです．探検家が信用できる人物かどうかを調べた

り，話の証拠になるような物を提出させたりします．探検家の言うことが確かなものなのか，はかないものなのかを見極めます．探検家が言う確かなものとは山や川です．「はかないものは書かない」という地理学者の言葉は，王子さまの胸に突き刺さりました．王子さまにとって大事な花は，地理学者にとっては「はかない」という理由で大事ではないとされたからです．

　地理学者と王子さまは友達にはなりませんでしたが，王子さまは地理学者のアドバイスによって，地球を訪れることになりました．

　王子さまが出会った人たちを，人と環境と作業に分けてみました（**表1**）．

表1　王子さまが出会った人たちの「人―環境―作業」

	人	環境	作業
王様	すべてを治めていると思っている．	小さい星．命令される人がいない．ときどき人が立ち寄る．ネズミが1匹．	ほかの人に命令する．
大物気どり	賞賛されたいと思っている．	賞賛する人がいない．	賞賛されたらお辞儀する．
酒びたり	酒を飲むことは恥だと思っている．	酒の入った瓶と空の瓶がある．	恥を忘れるために酒を飲む．
実業家	星を数えると星を所有できて金持ちになれると思っている．	星がたくさん見える所．	星を数える．足し算をする．
点灯人	指示されたことをする以外のことを考えない．	自転がだんだん速くなっている小さい星．ガス灯がある．	ガス灯をつけたり消したりする．
地理学者	確かなものが重要で，重要なことを書く地理学者の仕事は重要だと考えている．	点灯人が住む星より10倍大きな星．机と本がある．ときどき探検家が現れる．	探検家に質問して，書きとめる．探検家が信用できる人物かを調べる．探検家に証拠を出させる．

人の要素

　カナダモデルでは，人を，身体的（physical），認知的（cognitive），情緒的（emotional）の三つの要素に分けて説明します．人は動いたり，感じたり，考えたりする存在だととらえているのです．アメリカの作業療法士，マリー・ライリーが1962年に言った言葉「人は，その気になって，考えて，やってみれば，もっと健康になれる」も，気持ちと頭と身体を使うことを表しています[24]．この三つを同時に使う方法の一つに作業があります．さらに　カナダモデルでは，人の中心にスピリチュアリティ（spirituality）を置いています（図3）．

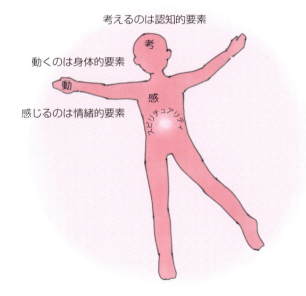

図3　人の要素とスピリチュアリティ

24）原文は，「man, through the use of his hands as they are energized by mind and will, can influence the state of his own health」Reilly M. Occupational therapy can be one of the great ideas of 20th century medicine. American Journal of Occupational Therapy. 1962, 16, 1-9.

●身体的要素

　王子さまが出会った人たちの中で，最も身体的要素を使っている人は点灯人です．ガス灯をつけたり消したりするのは，お辞儀や酒を飲むことや字を書くことよりも身体機能を使うと思います．一番身体機能を使っていないのは，王様ですね．口で命令するだけですから．

　人には持って生まれた身体的要素があります．骨の硬さや大きさ，筋肉の強さ，視力や聴力，スタイルの良さ，肌のきれいさ，顔の美しさなど，親から受け継いだ性質があります．身体は外から見ることができます．身長○センチ，体重○キロは，確かなことなので記録されます．おじさんも言っていますが，大人は数字が好きです．体温や血圧や脈拍も記録されますが，これは測るたびに少し違います．だから数字よりも熱っぽいか，しんどいか，どきどきするかを聞いて記録した方が役に立つと思います．でも大人は数字科学的な根拠に基づいていると信じているから，数字を書くのです．私が入院したとき，毎日おしっことうんちの回数を聞かれました．それよりも，すっきり出ていますかと聞く方がずっといいと思うのに．

　日本にリハビリテーションが紹介されたのは1960年代で，その時代にはアメリカで身体的リハビリテーションが大いに盛んになっていました．それから今日まで，人の身体的要素を詳しく調べたり，動かない身体を動くようにする技術が発展しています．身体的リハビリテーションの一翼を担う仕事としての作業療法も発展してきました．身体が正常かどうか，身体が動くかどうかが重要だと考える人が大勢います．

　リハビリテーションの専門家になるために，解剖学や運動学を勉強します．地理学者は，解剖学が一番大事だと言うでしょう．骨も筋肉も内臓も確かにありますから，それぞれの関節がどれくらい動くかを測る方法も勉強します．数字が好きな大人に報告しなければならないからです．でも，それをなぜ行うのか考えずに，指示されたから測って報告しているなら，そのリハビリテーションの専門家は点灯人と同じです．

身体を動かすことイコール作業だと考えている人がたくさんいますが，それは違います．日常生活動作，家事動作，トイレ動作，動作分析…もちろん動作は大事です．スポーツ選手にとっては，動作が一番大事です．でも動作だけが作業ではないし，動作を伴わない作業もあるのです．作業療法は動作にかかわるだけではありません．人には身体的要素以外の要素もあるのですから．

スポーツ選手の中には遺伝的に恵まれた身体の人もいますが，その後の練習で身体機能を発達させます．それぞれのスポーツをするために，必要とされる身体機能が違うからです．長距離と短距離，ピッチャーとバッター，平泳ぎとバタフライなど種目が変わると，使われる身体機能も変わります．スポーツだけでなく，ダンスや料理，手芸，芸術など作業それぞれにおいて要求される身体機能が変わるのです．その作業を繰り返すことで，必要とされる身体機能が発達します．あるいは，すでに発達している身体機能を生かす作業を見つけることができます．

身体的要素はその人の一部分ですが，その人の性格やどんな作業をどのように行うかを決めることもあります．身体的要素が環境に影響を与えることもあります．

王子さまがやせてか細い身体ではなく太った大男だったなら，おじさんは王子さまに対して同じように感じたでしょうか．王子さまがそんな大男だったら，王子さまの星は狭いので，途中で住めなくなって引っ越しをしているかもしれません．渡り鳥に乗って旅をすることもできないでしょう．

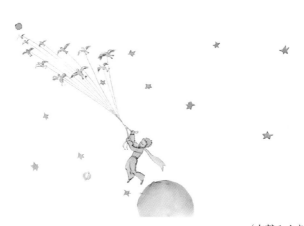

（文献 1 より引用）
王子さまが大男だったら，渡り鳥に乗れないかもしれない

　王子さまの花にとげが 4 つではなく 40 もあったら，王子さまは花のことを同じようにか弱く美しいと感じたでしょうか．花もとげが 40 もあったら，咳をして死んでしまうなどと言わないかもしれません．一人で強くたくましく育っていくことでしょう．

　人の身体的要素は，その人の作業や環境に影響を与えます．

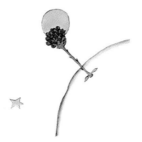

（文献 1 より引用）
花にとげが 40 個あったら，王子さまは花をか弱いと思わないかもしれない

●認知的要素

　王子さまが出会った人たちの中で，最も認知的要素を使っているのは，地理学者です．考えたり，判断したりしているからです．実業家も星を数えて足し算をしているので，少しは認知的要素を使っていると言えます．でも，合理的な思考はしていないようです．お金は使うためのものなのに，増やしているだけなんておかしいということを考えないのですから．

　何を考えるか，どのように考えるかは，持って生まれた性質によって決まる部分もありますが，自分で機能を高めていくことができます．覚えたり，思い出したり，あれとこれとを照らし合わせたり，考えたり，工夫したりすることは，認知的要素を使っていることになります．

　新しいことを知ると違う考えが生まれたり，考えていくと分からなかったことが分かるようになったりします．王子さまは，地球に来てからキツネに出会い，キツネの話から絆を結ぶことを学びます．そして自分の星に置いてきた花に対する考えも変わります．おじさんも王子さまに出会い，王子さまの話を聞き，王子さまをかけがえのない存在と思うようになりました．そして私も，おじさんが王子さまのお話をしてくれたのでたくさんのことを考えています．

　カナダの作業療法士たちは，作業療法のことを一生懸命考えてクライエント中心という考えに至りました．遊んだりゲームをしたりするのも，買い物に行ったり料理をしたりするのも，コンピュータの使い方や就職の面接の練習をするのも，絵を描いたり編み物をするのも，作業療法と言うのはなぜだろう．何が良い作業療法なのだろう．本当の作業療法とは何だろう．このように考えを巡らせて，みんなで話し合いを重ねて，文章を書いて本を出版し，みんなの意見を聞いて，また考えて話し合って…こうしてたどりついたのは，作業療法とは，クライエントが作業をできるようになることを目指す仕事だという答えです．そして，これを「クライエント中心」と呼んだのです．クライエントの作業をできるようにするためには，

クライエントの作業を知らなければなりません．でも，どうやって？　作業療法士たちは，考えながら行動し，行動しながら考えているのです．

外からは何もしていないように見えても，その人は考えていることがあります．眠っているのか，考えているのか，本人にしか分からないときもあります．本人でさえ，考えていたはずなのに何を考えていたのか忘れてしまうこともあるのです．考えると必ず答えが見つかるわけでもありません．それでも，人は考えます．私たちは考えます．「どんな服を着ようか」「夕食には何を食べようか」「どう言ったら相手を傷つけずにすむだろう」「これからどう生きて行こうか」「どんな社会がみんなを幸福にするのだろうか」．小さなことから大きなことまで，生きている時間の多くを使って，人は何かを考えています．

考えは突然わいてくることもありますが，多くの場合環境から影響を受けます．狭い部屋に大きな贈り物が届いたら，どこに置こうか考えます．経済不況や戦争になったら，どうやって生き延びようか考えます．ファッションに興味のある友人たちに囲まれたら，自分も服やアクセサリーのことを考えるかもしれないし，政治活動をする家族がいたら，自分も有権者の気持ちをどうやって惹きつけようか考えるでしょう．

王子さまは，花を守るためにいろいろと考えました．花に水をやり，夜にはガラスの覆いをしました．花はときどき嘘を言うので，王子さまは，花の言葉が本心かどうかを慎重に考えました．王子さまは，花のために一生懸命できることをしようと考えたのです．

これから作業を行うときも，作業を行っている最中も，行った作業を振り返るときも，認知的要素がかかわっています．

1　作業療法の人間観を示すカナダモデル　43

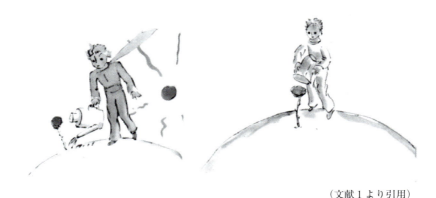

（文献1より引用）
王子さまは花のためにできることをしようと考えた

● **情緒的要素**

　気持ちや感情は情緒的要素です．王様や大物気どりは，命令する相手や賞賛してくれる人がいないために不機嫌です．酒びたりは，恥である酒を飲むことをやめられずみじめな気持ちでいます．実業家は，王子さまに星を数えるのを邪魔されて，いらいらしています．点灯人は，とにかく忙しくて不機嫌です．情緒的に一番落ち着いているのは地理学者ですが，楽しいとかわくわくするといった気持ちになることはなさそうです．

　おじさんは，子どものころ描いた「象を呑み込んだ大蛇」の絵を帽子だと言われてがっかりしました．そして画家になる夢をあきらめてしまいましたね．大人たちに言われたように，絵を描く代わりに地理や数学の勉強をして，どうでしたか．勉強はおじさんを幸せな気持ちにしてくれましたか．飛行機の操縦士になってから，いろいろな国に行き，いろいろな人に会い，いろいろな気持ちになったのではないかなと想像しますが，一番おじさんの気持ちを動かしたのは，王子さまだと思います．王子さまに出会い，びっくりして，感心して，愛おしくて，悲しくて，せつなくて．

　おじさんが最初に王子さまに会ったのは，王子さまがおじさんに「ヒツジの絵を描いて」と言ったときです．おじさんは，急に背後から声をかけ

られてびっくりして，王子さまを見て不思議に思って，ヒツジの絵なんて描けないと残念な気持ちになったことでしょう．そして，王子さまに例の絵を見せて「象を呑み込んだ大蛇の絵じゃなくて」と言われたときは，驚きとうれしさが込み上げてきたのではないかと思います．

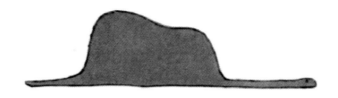

（文献1より引用）

象を呑み込んだ大蛇の絵

　分からないと言われ続けた後，分かると言ってくれる人に出会うと，身体の真ん中から温かさが生まれてきます．王子さまはおじさんにとって特別な人になりました．王子さまと別れた後も，王子さまを思い出すと，せつなく美しい気持ちになります．

　王子さまの感情を最も大きく揺さぶったのは，花です．種のときに王子さまの星にやってきて，王子さまが世話をして育ちました．花の美しさは，王子さまを幸せな気持ちにしてくれました．

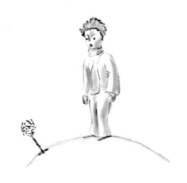

（文献1より引用）

でも花は，わがままで，嘘つきで，王子さまは精神的に疲れてしまいました．残念でみじめな気持ちが続きます．そして，王子さまは花を残して旅に出るとき，花も王子さまを愛していることを知って辛い思いをします．そして，地球に来てたくさんのバラの花を見たとき，最も美しいと思っていた花と同じ美しさの花がたくさんあったことを知り，落胆します．でも，キツネから「絆を結ぶこと」を教えてもらい，王子さまの花はほかの花とは違う特別な花だと気づき，愛おしい気持ちがわき上がります．同時に，そんな花を置き去りにしてきた自分に対して自責の念を感じます．

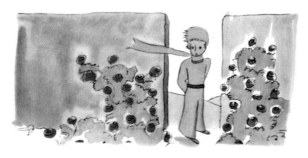

（文献1より引用）

　愛する気持ちは素晴らしいけれど，愛すれば愛するほど別れるときの辛さが増えるということを王子さまとおじさんは経験しました．でも，キツネが言った通り，別れても思い出すときに美しい気持ちになることができます．楽しい思い出も，せつない思い出も，それを経験する前とは比べ物にならないほど世界を豊かに美しく見えるようにしてくれるのです．
　感情はどの感情も重要です．感情は自分を知るためのサインです．大好きなこと，大好きな人は，感情を大きく揺さぶります．うれしさと悲しさの振れ幅が大きくなります．自分にとって意味のある作業のことを考えたり，作業を行ったりすると感情が動きます．情緒的要素がどのように変化

するかを知ることは，その作業の意味を知る第一歩になります．

　子どもは感情のままに生きていますが，大人になるにつれて情緒的要素を認知的要素がカバーするようになります．成功すると子どもは，「やったーっ」と満面の笑みで飛び上がって喜びます．でも大人は，うれしいけれど失敗した人もいるのだから，ここで自分が喜んだら失敗した人がみじめな気持ちになるな，とか，なんだあいつ得意になってやがるけどたまたま運がいいだけじゃないか，と思われるかもしれないな，と考えます．そして，ここは謙虚に「みなさんのおかげです」と感謝の言葉を述べた方が自分の評価が上がるだろうな，などと考えます．

　感情が厄介なのは，感情のままに行動すると後で後悔することが起こる可能性が高いからです．感情は自分の状態を示すデータだと思えば，そのデータをしっかり見て，考えて，行動することができます．ところが，感情は厄介だから情緒的要素を使わないようにしてしまうことがあります．別れるのが辛いから愛さない，相手を傷つけるのが怖いから怒らない，がっかりするのが嫌だから努力しない，という生活を続けていると，感情が動かなくなります．感情が動かないとデータがとれなくなってしまうので，自分が分からなくなってしまいます．

　情緒的要素は自分にしか分からない，大切なものです．同じことに対して，感情が動く人と動かない人がいます．同じことに対して，ある人には喜びが，別の人には不快感情が生まれます．上野動物園（東京）で生まれたパンダの赤ちゃんのニュースを聞いて，うれしくなる人もいれば，特に何も感じない人もいるでしょう．南紀白浜のアドベンチャーワールド（和歌山）で生まれたパンダの赤ちゃんに対するメディアの扱いとの違いを，東京中心の日本社会の象徴ととらえ，格差拡大を助長するものだと怒りの感情を持つ人もいるかもしれません．この違いはどこから来るのでしょうか．

　情緒的要素を丁寧に見ていくことで，その人のことがよく分かります．

●スピリチュアリティ

　同じことに対して，喜ぶ人がいたり，何も感じない人がいたり，怒る人がいるのは，スピリチュアリティが違うからです．

　カナダモデルでは，人は誰でもかけがえのない唯一無二の存在であると考え，人の中心にスピリチュアリティと呼ぶものを置きます．人はみんな自分だけのスピリチュアリティを持っていて，そのスピリチュアリティが感情を呼び起こし，何を考えるかを定め，どのように行動するかを規定すると考えます．なぜ私は今この状況でこんな気持ちでいるのだろう，なぜ私はこのように考えるのだろう，なぜ私はこのような行動をとっているのだろう，その理由がスピリチュアリティにあるというわけです．

　人の身体や認知や情緒がどのようであるかは，スピリチュアリティが決めます．スピリチュアリティが違うから，動き方も考え方も感じ方も人はみんな違うのです．

　スピリチュアリティって何？　私もいろいろな先生に何回も質問しました．私がカナダモデルを知ったのは，1990年代の半ばです．日本語に訳そうと思って，言葉を探しました．霊性，精神性，魂，たましい．スピリットとかスピリチュアルという言葉もありました．スピリチュアリティの説明には，森の中の妖精が出て来たり，超常現象が出て来たり，死後の世界が出て来たりしました．

　スピリチュアリティは，時間と空間を超える何か不可思議なものらしい．「どこにあるの？　見えるの？　説明してちょうだい」と言っているうちに，どこにでもあるらしい，見えるというより感じるものらしい，言葉の説明で分かるというよりじわじわ理解していくものらしい，と考えるようになりました．

　みんなの中にスピリチュアリティは一つずつあります．それは，その人をその人としているその人の素（もと）のようなものです．独自のテイストにするための秘伝の素のような感じです．似ているスピリチュアリティ

はあるけれど，二つと同じものはありません．だから，人は二人と同じ人はいないのです．というか，人は誰でも唯一無二の存在だということを説明するために，人はみんな自分独自のスピリチュアリティを持っていると考えることにしようというカナダモデルからの提案なのです．

　緩和ケアなどで使われるスピリチュアルペインという言葉があります．不治の病で死に近づくとき，人はさまざまな痛みに苛まされます．身体的痛み，精神的痛み，社会的痛み，そしてスピリチュアルな痛み．スピリチュアルペインは存在の痛みとも言われます．病気による身体的痛みには鎮痛剤で，悩みや不安などの精神的痛みにはカウンセリングで，参加制約や孤独などの社会的痛みには，周囲の励ましなどで緩和を図ります．そしてスピリチュアルペインには，宗教活動などを通して自分という存在と向き合ったり存在の意味を考えたりすることで，緩和を期待します．

　おじさんが描いたヒツジの絵を，王子さまは気に入りませんでした．そしておじさんが，箱を描いてヒツジはこの中にいると言ったとき，王子さまは満足しました．おじさんは，この出来事から王子さまのスピリチュアリティを少し理解したと思います．

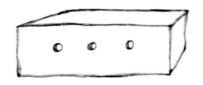

（文献1より引用）
きみの欲しいヒツジはこの中にいるよ

　それから王子さまがたくさん質問すること，王子さまは自分の星で，バオバブの根を抜いたり火山の煤を掃除したりして星を守っていたこと，花との関係に悩んでいたことを知り，王子さまのスピリチュアリティに触れていったのです．そして，王子さまと別れた後も王子さまのことを思い出します．もうそこに王子さまがいなくても，王子さまならこう言うだろう

な，王子さまならこんなふうにするだろうな，と想像できます．見えなくても分かるのです．スピリチュアリティは見えなくても分かったり感じたりするものです．

　スピリチュアリティを分かったり感じたりしている様子もまた見えません．大切なことは目に見えない．その通り，スピリチュアリティはとても大切なのです．その人の動き方，考え方，感じ方，作業へのかかわり方に，スピリチュアリティを感じることができます．

　カナダモデルでの人について，おじさんと作業療法士の会話を想像してみました．

　　おじさん　　：ぼくのスピリチュアリティってどんなだろう
　　作業療法士：王子さまと少し似ているかもしれませんね．ヒツジが入ってる箱を描くなんて．見たまま以上のものが見えるというか，見えないものを感じるというか
　　おじさん　　：王子さまは，箱をのぞき込んで，ヒツジが眠ってるって言うんだ．ぼくには，それは見えない
　　作業療法士：そこが王子さま独特ですよね．最初は王子さまって，急に絵を描けと言ったり，よく分からない話をしたりするので，へんな人のように思ったけど，だんだんすてきだな，おじさんは王子さまに出会えてよかったなと思うようになりました
　　おじさん　　：そうなんだ．王子さまのすることや考えること，王子さまの気持ちがだんだん分かるようになった
　　作業療法士：王子さまだったら，こうするだろうな，こんなふうに思うだろうなって想像できるのは，私たちが王子さまのスピリチュアリティを何となく分かるから
　　おじさん　　：ほかの誰とも違う王子さまだけの

スピリチュアリティを中心に置いて人を理解することは，一人一人をかけがえのない大事な存在として認めることにつながります．

環境の側面

カナダモデルでは，環境を物理的（physical），文化的（cultural），社会的（social），制度的（institutional）側面から説明しています．環境には目に見える部分と目には見えない部分があります．目に見えるのは氷山の一角なのです（図4）．

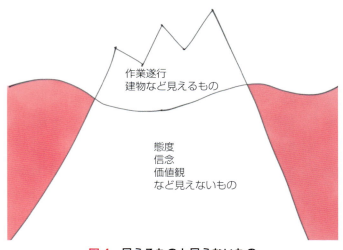

図4 見えるものと見えないもの

●物理的側面

私たちの周りにある物や材料は物理的側面です．王子さまの星には小さな山が三つありました．王子さまは，毎日火山の煤の掃除をしていました．二つは活火山で，料理を温めるときに使いました．火山の煤の掃除をしないと，煤がたまって爆発することがあるので，毎日掃除をします．一つは死火山ですが，用心のために毎日掃除をします．王子さまの星はとて

も小さくて火山も小さいので，王子さまは死火山に腰かけることができます．

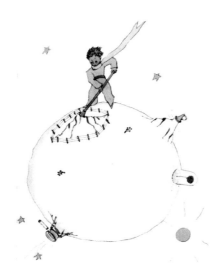

（文献1より引用）
王子さまは毎日火山の煤の掃除をしていた

　王子さまの星の土にはバオバブの種がたくさんあって，放っておくとバオバブはすごい速さで成長して，星全体がバオバブに占領されてしまうので，バオバブだと分かったらすぐに抜かなければなりませんでした．バオバブ以外の草や美しい花は抜きません．バオバブの種はたくさんあるので，バオバブを抜くのはとてもたいへんです．そこで王子さまは，ヒツジが欲しいと思ったのです．ヒツジは草を食べるので，バオバブの木が小さいうちに食べてくれると考えたのでした．

　点灯人の住む星は自転がどんどん速くなっています．私たちの住む地球も温暖化が進んでいると言われています．物理的側面が変わると必要となる作業も変わります．点灯人は，ガス灯をつけたり消したりするスピードを上げなければなりません．私たちは，温暖化を押さえるために，ごみを減らしたり，自然エネルギーを使ったり，環境保護につながる活動をしな

ければなりません．

　王子さまが出会った地理学者は，物理的側面についての本を書いています．山があることは，確かな物理的側面です．花が咲いているということも物理的側面です．山に比べて花は，短い期間しか存在していませんし，花の姿は山に比べると速く変化します．でも，火山の噴火や地震などがあれば山も急に変化します．

　物理的側面は，だいたい目に見えますが，目には見えない物理的変化もあります．気圧の変化や地球の奥のマグマの様子は，私たちの目には見えなくても変化を続けているのです．

　人が変えることができる物理的側面もあります．王子さまは毎日火山の煤の掃除をして火山の爆発を防いでいます．バオバブを食べるために連れてきたヒツジが，間違って花を食べないように口輪をはめることができます．

　私たちは物理的側面に囲まれています．土，建物，机，さまざまな道具など，見える物，触れることができる物が存在する世界に私たちはいるのです．環境の物理的側面を治療に使う専門分野もあります．リハビリテーション医学は，物理医学[25]と重なるところがたくさんあったので，リハビリテーションの森には，お湯や氷や電気で身体を治す方法を教えている所がありました．手や足の機能を果たす装具と呼ばれる道具を作ったり，その使い方を学んだりする所もありました．

　物理的側面には，人が作業をするときに不可欠なものもあれば，多少関連するものもあれば，全く関連しないものもあります．

---

25) 物理医学（physical medicine）は，リハビリテーション医学よりも歴史が古く，慢性疾患の治療や，患者の職業復帰にかかわっていたころから，物理医学とリハビリテーションという分野ができ，Archives of Physical Medicine and Rehabilitation という学術誌もあります．

●文化的側面

国や地域，特定の集団で当たり前とか普通だと思っていることが文化的側面です．おじさんが育った国では，子どもは大蛇の絵を描くことよりも，地理や歴史や算数や文法をやることが普通なのでしょう．私の住む国では算数と国語と理科が大事にされている感じがします．最近は，英語をやることも大事になってきました．算数や英語をがんばっていると言う子がいても普通なので，周囲の人は「そう」と言うだけですが，「ラテン語」とか「エスペラント語」をやっている子がいたら，「どうして」と理由を聞きたくなると思います．普通のことに気がつくのは難しいけれど，普通でないことにはすぐに気がついて理由を知りたくなったり，その人のことをちょっとヘンだなと感じたりします．

私が普通でないことを意識したのは，リハビリテーションの森に入ったときでした．当時はまだ障害のある人たちを今ほど町で見かけることはありませんでした．でも，リハビリテーションの森ではさまざまな障害のある人たちについて知ることができました．一日中天井を見上げて寝ている子ども，勝手に手や足が動いてしまう人，手も足も動かないけれど視線を動かすことでコミュニケーションをとる人，フィクションの世界に住んでいるかのような経験を話す人など，今まで出会ったことのない人たちに会いました．この人たちには何らかの診断名がついていて，病院や施設で暮らしていました．

病院や施設には，独特な文化があります．病院や施設の中でだけ普通なことがあるのです．天井を見上げて寝ている子の食事は点滴でした．勝手に手や足が動いてしまう人は，みんなに背中を向けて介助者に食べ物を口に運んでもらいます．活動の仕方は，「外」の世界の普通とは違いますが，「内」にいる人たちにとっては馴染みのある普通のやり方なのです．大きな声が聞こえたとき，私は誰かが怒っているのかなと思いましたが，実際は気持ちが良くて興奮している人の声だったことがありました．人が

集まり一緒に暮らしていくと，だんだん普通と感じることが出来上がっていくのだと思います．

　目に見える文化は，食事の仕方などの日常生活のやり方，芸術やファッションなどたくさんあります．そこには，それぞれの文化の目に見えない信念や価値観が反映されています．日本人の学生が授業中あまり質問したり反対意見を言ったりしないのは，権威者に対して従順であることや，波風立てずに平和的に過ごすことが良いという価値観を反映しているのかもしれません．「長いものには巻かれろ」「能ある鷹は爪を隠す」「沈黙は金」「郷に入っては郷に従え」などのことわざも，こうした価値観を示していると考えられます．

　自分がなじんだ文化とは違う文化に触れたとき，戸惑いや不安を感じます．その戸惑いや不安は，なじみがないだけならば，そのやり方や意味を知るだけで受け入れることができるでしょう．でも，文化が持つ見えない信念や価値観が自分とは違うとき，戸惑いや不安だけではなく嫌悪や怒りを感じるかもしれません．

　女性が勉強することが普通ではない国が今でもあります．日本でも，「女性が勉強すると生意気になって社会のいろいろなことに口を出して世の中が混乱する」と考えている人がいるようです．適齢期になったら結婚して，子どもを産んで，子どもは男の子の方が喜ばれて，家事と育児を一生懸命するのが本来の女性の役割だという考えが普通だった時代があったのです．

　障害者が働くことに対して，「気の毒だ」「かわいそうだ」と思う人もいます．病人や障害者は，元気で健康な人たちが守らなければならないと考えているのです．実際には，病人も障害者も，元気で健康な人たちと同じように，自分の人生を自由に生きる権利があります．もちろん，子ども，女性，高齢者，すべての人に人権があります．さまざまな文化の中で人権を大事にするという考えが，徐々に普通になりつつあります．

環境の文化的側面は，普段は当たり前すぎてあることさえ気づきません．でも異なる当たり前を持つ人たちが集まったら，何が当たり前かを考えなければなりません．自分の当たり前を捨てることは苦しみや悲しみを伴うかもしれません．そして新しいことが当たり前になるためには，時間をかけて慣れる必要があります．

●社会的側面

一人ぼっちで一生を過ごす人はいません．人の周りには人がいます．自分以外の人たちと自分との関係が社会的側面です．

王子さまは，花やキツネと話ができるので，王子さまにとっては，花やキツネが王子さまの社会的側面になります．そしておじさんも，王子さまの社会的側面に属しています．

王子さまが自分の星にいるとき，花との関係で思い悩んでいました．王子さまの星にはそれまで一重の花びらの花しかなかったので，そのバラの花のつぼみが開いたとき，その美しさに王子さまはとても幸せな気持ちになりました．ところが，花は嘘をついたり見栄をはったりして王子さまを困らせました．王子さまは，美しく良い香りの花を愛していたけれど，花の気まぐれな言葉に振り回され，星を出る決意をしたのです．花と別れるとき，王子さまは花も自分を愛していることを知りますが，涙を見せまいとする花のプライドを傷つけないために旅立ったのです．

地球に着いた王子さまは，地球にはバラの花がたくさんあることを知りました．どのバラもとても美しく，良い香りでした．

おじさんの環境には，大人たちが大勢いますね．絵を描くより地理や算数をやる方が大事だと思っている大人たち，数字が好きな大人たちです．おじさんは，象を呑み込んだ大蛇の絵を持ち歩いて，ときどき見せては「帽子でしょ」と言われてがっかりしていました．そしてやっと，おじさんの絵を理解する人，王子さまに出会ったのです（図5）．王子さまとの

出会いによって,おじさんの社会的側面は大きく変わったと思います.王子さまは,おじさんの絵をおじさんと同じように見て,おじさんに絵を描いてと頼んで,おじさんにいろいろな話をしました.おじさんは忘れられない友達ができました.おじさんと王子さまが過ごした時間が,おじさんと王子さまとの絆を強くしたのです.

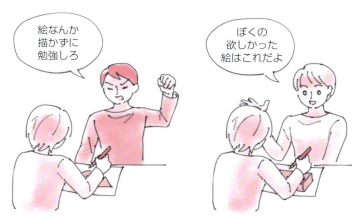

図5 社会的側面により妨害あるいは促進される作業遂行

　王子さまがキツネに出会ったとき,王子さまはキツネから一緒に遊ぶことを断られます.それは懐いていないからでした.二人は,最初は離れたところからお互いを横目で見ます.それから徐々に近づいて,だいたい同じ時間に同じ場所で会うことが繰り返されます.そうすると,キツネにとって王子さまはほかの人間とは違う特別な存在になり,王子さまにとってキツネはほかのキツネとは違う特別な存在になるのです.こうして二人はお互いに懐き,つまり絆を結ぶことができるのです.絆が結ばれると,会うことが楽しみになります.会う時間が近づいて来るのを待つようになります.会ったときにとてもうれしくなります.

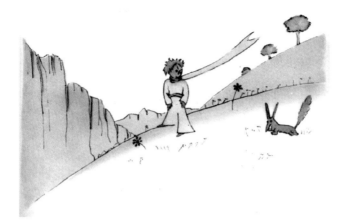

（文献1より引用）

　ひとたび絆が結ばれると，別れが悲しくなります．別れを悲しむキツネを見て王子さまも悲しくなります．良いことなんてなかったと言う王子さまにキツネは反論します．キツネは，麦畑の色を見て王子さまを思い出すというのです．キツネは麦を食べないので，王子さまと会う前まで麦畑の色はキツネにとって何の関係もないものでした．でも今は，麦畑の金色が金色になびく王子さまの髪と重なり，王子さまとの美しい思い出を呼び起こしてくれるのです．

　キツネは王子さまに大切なことを教えてくれました．王子さまは気がついたのです．地球のたくさんのバラと，王子さまの星のバラは違うということに．王子さまが水をやり，風を防ぐ覆いをかぶせ，花の気まぐれな言葉を聞き，王子さまの戸惑いを花が見て，王子さまを困らせようとして花が嘘をつき…こうした王子さまと花とのやりとりによって，王子さまと花の絆が結ばれたのです．王子さまの花は，世界でたった一つのかけがえのない花だということに王子さまは気づきました．

　キツネにとっては王子さまという社会的側面が，キツネを幸せな気持ちにさせました．王子さまにとっては花という社会的側面が，王子さまの認

知的要素や情緒的要素に影響を与え，王子さまの作業にも大きな影響を与えたのです．

　環境の社会的側面は，人にも作業にも大きな影響を与えるのです．

●制度的側面

　法律や規則といった人が決めたルールが環境の制度的側面です．制度は，社会の中でみんながより良く暮らすことができるように定められているので，不都合が出てきたら変えることもできます．

　王子さまが訪れた星では，王様は命令しなければならないというルールに従っているようですが，誰が決めたのかは分かりません．決めた人や決め方が分かれば，ルールを変えることもできそうです．点灯人は，昼にガス灯を消し，夜にガス灯をつけるという規則に従っています．この規則が変われば，点灯人も忙しくなくなります．

　民主主義の社会では，そこに暮らす人たちが話し合いや投票によって法律や規則を決めます．学校や職場ではいろいろな決まりを作って公開しています．その決まりに従って活動することで混乱を少なくしようとしているのです．それでも困ったことが起きたり，決まりがあるために混乱がひどくなるようなら決まりを変えることもあります．決まりを変える手順もあらかじめ決められています．

　キツネは，「習わし」という言葉でこの制度的側面のことを言っています．漁師たちには木曜日に娘たちと踊るという習わしがあるというのです．これは，法律や規則ではありませんが人が決めたものです．この習わしがあるから，木曜日にキツネは漁師を恐れずに散歩に出かけることができるのです．

　制度的側面は，作業をしやすくすることもありますが，作業を変えにくくします．王様や点灯人の例を見ても分かるように，決まりに従った行動以外がやりにくくなるのです．

王子さまは，カナダモデルの「環境」の考えをどう思うでしょうか．

王子さま　　：花はぼくの社会的側面なの？

作業療法士：私の周りにある花は，根や茎，葉など見たり触ったりできる物でできていて，話したりしないので物理的側面だけど，王子さまの花は人のように振る舞うので社会的側面です．物理的側面は，測ったり，数えたりできます

王子さま　　：人だって見たり触ったりできるよ．でも，測ったり数えたりはしたくない

作業療法士：人数とか，身長や体重とか，人が物理的側面になることもあるけれど

王子さま　　：友だちが何人いるかよりも，どんな友だちがいるかっていう方が大事だよ

作業療法士：そうですね．だから，物理的側面だけじゃなくて社会的側面によってどんなふうに暮らすかが変わってきます

　私たちの生活は，いろいろな環境に囲まれています．カナダモデルは，こうした多面的な環境を考えるために，四つの側面から見ていくことを提案しています．

作業

　カナダモデルでは，環境の中に人がいて，人と環境をつなぐものとして作業を位置づけます．どんな作業をどのように行うかは，環境から影響を受けます．また，どんな作業をどのように行うかによって，環境に影響を与えることもできます．

　私たちの生活は，自分の身の回りのことをしたり（セルフケア，self-care），世のため人のためになることをしたり（生産活動，productivity），楽しんだり（レジャー，leisure）することから成り立っています．これは，世界人権宣言でも認められている人間の権利です[26]．そして，オタワ憲章では，こうした作業をできることが健康だと述べられています[27]．作業がうまくできるためには，作業ができる環境が必要で，作業ができれば人は健康を維持したり増進したりできるのです．さらに，人は作業を通して環境を変えていくこともできます．

　作業の三つの領域は，排他的な分類ではありません．昆虫図鑑にモンシロチョウが分類されるのは1回だけですが，作業は人と環境によっては，同じ作業が複数の領域に登場します．一人暮らしの人にとって料理して食べることはセルフケアですが，料理人にとっては生産活動です．料理を趣味とする人にとって料理はレジャーです（図6）．このように，ある作業がどの領域に属するかは，人と環境をみていかないと分からないのです．

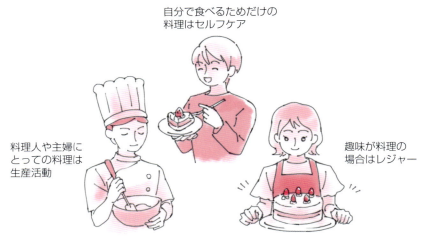

図6　料理は，セルフケアにも，生産活動にも，レジャーにもなる

26）世界人権宣言は1948年に，国際連合で採択されました．外務省．世界人権宣言　http://www.mofa.go.jp/mofaj/gaiko/udhr（2018年4月24日）
27）日本ヘルスプロモーション学会．ヘルスプロモーションに関するオタワ憲章　https://plaza.umin.ac.jp/~jshp-gakkai/pg181.html（2024年2月29日）

●セルフケア

　プライベートな自分のことを，自分でケアする作業全般をセルフケアと言います．赤ちゃんは，自分で自分のことができません．食べることも，着ることも，お風呂に入ることも全介助です．成長するに従って，自分で自分のことができるようになります．病気になったり，年をとったりすると，セルフケアに介助が必要となることがあります．

　セルフケアは，自分の家の中で行われることもありますが，公共の場で行われることもあります．セルフケアの範囲がどこまでかは，人によって違います．入れ歯やかつらや化粧をする人もいれば，しない人もいるからです．

　時代が変わるとセルフケアも変わります．日本人の多くが着物を着ていた時代には，着物を着ることはセルフケアでしたが，今は洋服を着ることがセルフケアになりました．最近は，スケジュールを管理したり，呼び出しに応じたりするために，インターネットを使うことも，多くの人のセルフケアに含まれるかもしれません．

　文化が違うとセルフケアも変わります．入浴では，日本人は湯船に入りますが，シャワーを浴びるだけの国も多いです．北欧ではサウナで汗を流します．食事で使う道具も，箸，フォークとナイフ，箸とスプーンなど文化によって違います．料理の並べ方，食べる順番，食べるスピードなども，文化によって違います．

　王子さまの花は，セルフケアが自立していません．王子さまが水をあげたり，風邪をひかないように覆いを被せたりしていました．でも，王子さまの介助はもっと少なくても大丈夫だったのです．花は王子さまの気を引きたかったのかもしれません．咳をして死にそうだと言うことで，王子さまとの絆を結ぼうとしていたのかもしれません．王子さまが水をあげなくても，雨が降れば花は生き延びることができます．王子さまが覆いを被せなくても，花は植物なので風邪をひかないと思います．でも，暴風雨に花

は耐えられないでしょう．やっぱり花はか弱いのです．

　日本に作業療法がやってきたころ，セルフケアの自立が何より大切でした．自分のことが自分でできること，これが身体的リハビリテーションの目標だったのです．ところが，セルフケアが自立しても，幸福や満足が訪れるとは限りません．誰とも会わず，仕事も趣味もせず，食べて，トイレに行って，寝て…といったセルフケアだけが作業ではないのです．セルフケアができても，より健康になっていくというわけではありませんし，環境が変わることもありません．

●生産活動

　生産活動は，人のために何かをしたり，社会に貢献したりすることです．多くの人は，自分以外の人のために何か役立つことをしています．人類の先祖は，生き残るために食べ物を獲得していました．そのうちに，採った食べ物を貯蔵したり，住む家を作ったり，より多くの食べ物を採れるように道具を作ったりしました．研究したり，発見したりして，いろいろな機械を作りました．より多くの物をより速く獲得できるようになりました．

　子どもにとって勉強することは，将来の生産性を高め社会に貢献するために重要です．さまざまな仕事は，個人の生活の糧となったり，ほかの人々の利益になったり，社会の発展を導きます．

　おじさんが子どものころに行った地理や算数の勉強は，生産活動です．飛行機の操縦を勉強したのも，操縦士になって働くことも，壊れた飛行機を修理することも生産活動です．

　生産活動の特徴は，何かのためになっているということです．あまり楽しくないことが多いけれど，誰かの役に立つと思うと一生懸命取り組むことができます．

　王子さまの生産活動は，火山の煤の掃除とバオバブの根を抜くことだと思います．王子さまの星を維持するための大切な仕事です．

1　作業療法の人間観を示すカナダモデル　　63

　仕事や勉強に代表される生産活動は，しなければならないといった義務になることがあります．なぜしなければならないか理由が分かったり，する必要があると納得できる場合の生産活動は，自分のためにも，環境のためにもなるでしょう．ところが，点灯人の仕事は生産活動でしょうか．夜になってガス灯をつけることが誰かのためになっているでしょうか．点灯人は自分の仕事が役に立つ仕事かどうか考えてもいないようです．点灯人は指示に従ってガス灯をつけることと消すことを繰り返しているだけです．

●レジャー

　自分のことを行うセルフケア，役に立つことを行う生産活動，そして最後の作業の領域は，楽しいことを行うレジャーです．

　おじさんが絵を描くことを楽しんでいたら，絵を描くことはおじさんのレジャーです．大蛇の絵が褒められておじさんが画家になっていたら，絵を描くことはおじさんの生産活動でもあり，レジャーでもあるということになりますが，そうはなりませんでした．

　おじさんの周りの大人たちは，トランプやゴルフの話をすると機嫌が良くなるようなので，その人たちにとって，トランプやゴルフはレジャーなのかもしれませんね．

　王子さまは，花が咲いたばかりの最初のころは，花に水をやることや一緒にいることが楽しかったかもしれません．でも，花の要求に応えられない自分をみじめに思うようになってからは，花と過ごす時間は楽しくなくなってしまいました．

　レジャーには，スポーツのように身体を動かしたり，飛行機に乗って世界中を旅したりするようなダイナミックな作業もありますが，絵を描いたり，花のにおいをかいだりといった静かな作業もあります．王子さまとおじさん，王子さまとキツネが行った絆を結ぶという社交の要素が入った作業もあります．

王子さまやおじさんは，自分の作業をどう思っているのでしょう．

王子さま：ぼくが花のためにしていることは，生産活動なの？　ぼく自身のためでもあるんだ．ぼくが花に水をやるのは，花との時間が大事だから

作業療法士：王子さまにとって花の世話をすることは，生産活動でもあるしレジャーでもあるということになると思います

王子さま：おじさんがぼくに絵を描いてくれたことは？　楽しい？楽しいならレジャー？

おじさん：王子さまのために描いたから生産活動かな．でもだんだん楽しくなってきたからレジャーになったかな

作業療法士：同じ作業がときと場合によって，別の領域の作業になることがあります．どの作業がどの領域に入るかを決めることが重要なのではなくて，生活には三つの領域の作業があるということです

王子さま：三つの領域ってどういうこと？

作業療法士：セルフケアばっかりの生活はつまらないし，生産活動ばかりの生活も味気ないし，レジャーばかりの生活も良くないということです

おじさん：大人になると生産活動ばかりだ．ゴルフだってレジャーというより，仕事のためだけにやってて楽しんでいない人だっている

王子さま：レジャーばかりの楽しいだけの生活なんてないよ．ぼくは，自分の星のことに責任があるんだ

　作業を通して健康的な生活を送るためには，セルフケア，生産活動，レジャーといった異なる種類の作業をする必要があるとカナダモデルは提案しているのです．

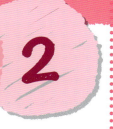

2 作業遂行と作業との結び付き

　最初のカナダモデルは，作業遂行モデルとして1991年に発表された大きさの違う三つの同心円でした．1997年に中心に一番近い円を三角形に変えて，カナダ作業遂行モデル（Canadian Model of Occupational Performance：CMOP）という名前を付けました．そして2007年に，結び付きを追加して，作業遂行と結び付きのカナダモデル（Canadian Model of Occupational Performance and Engagement：CMOP-E）と命名しました[28]．

　作業遂行が人と環境と作業の相互作用の結果として生じると考えたときから，作業遂行は動作として観察できるものだけではないということは知っていました．小説のストーリーを練っているときや，クイズの答えを考えているときは，確かに作業をしているけれど外から見ることはできません．動作として外から見えないことも含めてその作業にしっかり取り組んでいる状態を，作業との結び付き（occupational engagement）と呼ぶことに決めたのです．カナダの作業療法士たちは，作業遂行が狭い意味で扱われてしまうことがあったので，最初から作業との結び付きと言えば良かったと少し後悔しているような気がします．

　作業遂行は，目標に向かってやり遂げるといったニュアンスがある一方

---

[28] エリザベス・タウンゼント，ヘレン・ポラタイコ編著．吉川ひろみ他監訳．続・作業療法の視点：作業を通しての健康と公正．大学教育出版，2011，pp.45-51．（Townsend EA & Polatajko HJ. Enabling occupation II：Advancing an occupational therapy vision for health, well-being and justice through occupation. CAOT Publications ACE, 2007）

で，作業との結び付きは，一瞬の参加から長期間の取り組みまで，人と作業とのかかわりを広い範囲で示す言葉です．

作業との結び付きは，とてもしっかり結び付いているレベルからほとんど結び付いていないレベルまで幅があります．子どもだったおじさんが，原生林のことを書いた本を読んで象を呑み込んだ大蛇を描いたとき，絵を描くという作業にとても強く結び付いていたと思います．でも，王子さまに会ってヒツジの絵を描くように頼まれたときは，象を呑み込んだ大蛇を描いたときより絵を描くという作業との結び付きは弱いと思います．自分でしたいと思った作業の方が頼まれてする作業よりも結び付きが強くなる傾向があるのかもしれません．

作業遂行をしていても，ほとんど作業と結び付いていないこともあります．酒びたりは，酒を飲むという作業遂行を続けていますが，酒を飲むという作業に結び付いているわけではありません．酒を飲むのは恥を忘れるための手段でしかないのです．点灯人もガス灯をつけたり消したりという作業遂行を繰り返していますが，指示されたから行っているだけで，その作業との結び付きはほとんどありません．

王子さまにとって花の世話をすることは，作業遂行であり，結び付きもありました．花の美しさ，花の良いにおいが王子さまを幸せにしてくれたからです．王子さまの星全体も，花の良いにおいに包まれました．ところが，王子さまが自分の星を旅立ってから，王子さまは花の世話をするという作業遂行をすることはなくなりました．しかし，キツネから絆を結ぶことを学んだ王子さまにとって，花の世話という作業は，自分の責任として，花への愛として，王子さまとしっかり結び付いた作業なのです．

作業との結び付きという言葉は，作業を通して健康と公正を促進するという視点を強調したいという表れです．作業との結び付きとは，人は身体を動かして遂行してもしなくても自分が誠心誠意取り組む作業があることで，自分が健康になり，自分が暮らす社会をより公正な状態にしていくこ

とができるという信念なのです.

　カナダ作業療法士協会は，2007年に作業療法の新しい定義を作りました.

　「作業療法とは，作業を通して日常生活を行うことを可能にする技術と学問[29]である.健康を促進する作業を人が行うことを可能にし，公正ですべてを包み込むような社会が実現すれば，すべての人が人生における日常の作業に，自らの潜在力を使って参加することができる」

---

29) ここでは，art and science を「技術と学問」と訳していますが，技と科学でも良いと思います.技能として修得することと，論理的に探求していくことの両方を含むという意味です.

3 作業療法の範囲

　作業遂行と結び付きのカナダモデルを発表すると同時に，作業とは関係のない人の要素や環境の側面にかかわることは，作業療法の範囲ではないという考えも明らかにしました．

　身体的リハビリテーションの一部として作業療法が紹介されると，腕や手の動きを良くすることが作業療法の専門だと誤解されることがあります．「手のリハビリ」というイメージが広がりそうです．インターネットで作業療法のイラストを検索すると，積み木や上肢の体操が出てくるのは困ったものです．クライエントがどんな作業をしたいのか，する必要があるのかを知らないで腕や手の機能を評価したり，腕や手の機能を使う活動をさせたりするのは作業療法ではありません．手の機能が改善すれば，作業がうまくできるというわけではありませんから．

　精神科治療として歴史が長い作業療法でも，疾病教育やカウンセリング，認知行動療法，社会技能トレーニングなど，作業療法士以外の領域の人が専門とすることが行われている場合があります．環境と作業はそっちのけで，人の要素ばかりを見ているのです．人と環境と作業の相互交流の結果を見たくても，現在の多くの精神科のクライエントは自分の環境で暮らしていません．制約のある環境の中では，自分を成長させたり，できる作業を新たに見つけたりすることができません．わずかな作業経験しかない人には，作業との結び付きを経験する機会が必要です．

　花との関係に悩む王子さまがクライエントだったら，作業療法士は王子さまが花の世話を気持ち良く，上手にできるようにするにはどうしたらい

いかについて，取り組みます．人間関係は作業ではないので，花の世話という作業がうまくできないということにかかわります．王子さまの性格検査をしたり，どの程度寒いか気温を測ったりするのは，作業療法の範囲ではありません（図7）．

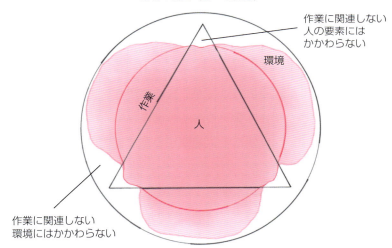

図7　作業療法のかかわる範囲

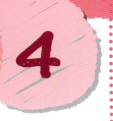

4 カナダ作業遂行測定（COPM）

　カナダの作業療法士たちは，作業療法とはクライエント中心と作業遂行を大事にすることだという考えを持ってから，作業療法の成果を示す方法を探しました．

　食事ができるか，トイレに行けるか，料理ができるか，外出できるかというような活動名がたくさん書いてある評価表がいくつもありましたが，それで作業療法の成果を示すことに疑問がわきました．誰にでも同じ項目を当てはめるというところが，クライエント中心ではないと思ったのです．

　人はみんなそれぞれ違うのだから，それぞれのクライエントに，あなたの作業は何かを聞く必要があります．したいこと，する必要があること，することを期待されていること，それは人によって違うから，その人に聞かなければ分からないのです．

　こうして，作業療法の成果を示す評価法として，1990年にカナダ作業遂行測定（Canadian Occupational Performance Measure：COPM，シーオーピーエム）が誕生しました[30]．COPMは，作業療法を始め，作業療法の成果を測るために作られた評価法です．COPMでは最初に，作業療法士がクライエントと話しながら，クライエントの作業（したいこ

---

[30] Canadian Occupational Performance Measure. http://www.thecopm.ca/（2018年4月24日）日本語版は，translationのページから購入できます．
　私がCOPMを知って紹介するようになってから，いろいろな質問を受けたのでニュースを発行しています．精神科作業療法協会のウェブサイト http://www.pota.jp/ot/copm/ に掲載されています．
　COPM専用掲示板もあります．（2018年4月24日）

と，する必要のあること，することを期待されていること）を決めます．
そして，それぞれの作業がどのくらい重要かを 1〜10 点の範囲で決めま
す．次にこれから取り組んでいきたい作業を 5 つ以内に絞ります．その作
業一つ一つについて，今はどのくらいできているか（遂行度），どのくら
い満足しているか（満足度）を 1〜10 点の範囲で決めます．

　もし，飛行機が不時着したばかりのときのおじさんの目の前に作業療法
士が現れて，COPM をしたならどうなるでしょうか．

作業療法士：したいことや，する必要のあることはありますか？
おじさん　：早く飛行機を直さなくちゃ．
作業療法士：飛行機の修理以外に，好きなこととか，やってみたいこと
　　　　　　　はありますか？
おじさん　：ほかにやりたいことなんてない．ここには何もないし，誰
　　　　　　　もいないじゃないか．

作業療法士は飛行機の修理が何より大事なことを理解できました．

作業療法士：飛行機の修理の大事さは，10 点満点で言うと何点でしょ
　　　　　　　う．
おじさん　：そりゃあ，満点だろうよ．

作業療法士：そうですよね．では，今はどのくらいうまく修理が進んで
　　　　　　　いますか？　思ったようにうまく進んでいるを 10 点，全
　　　　　　　然ダメを 1 点とすると何点でしょう．
おじさん　：1 点．まず原因を調べないといけないから，修理できるか
　　　　　　　どうかも分からないよ．

72 2章 カナダの作業療法

作業療法士：それは大変ですね．満足度も 10 点満点でお聞きしたいの
ですが…．

おじさん　：1 点．

作業療法士：そうでしょうね．

おじさんの COPM 初回評価の結果です．

作業の問題	重要度	遂行度	満足度
飛行機の修理	10	1	1

その後，おじさんは王子さまに出会います．そして再び作業療法士が現
れて，COPM をしたならどうなるでしょう．

作業療法士：ここでの生活はどうですか？　飛行機の修理は進んでいま
すか？

おじさん　：ぽつぽつね．

作業療法士：思ったようにうまく進んでいるを 10 点満点にすると何点
でしょう？

おじさん　：3 点．

作業療法士：満足度は？

おじさん　：4 点．少し見通しが立ったからね．

おじさんの COPM の再評価の結果です．

作業の問題	重要度	初回評価		再評価	
		遂行度	満足度	遂行度	満足度
飛行機の修理	10	1	1	3	4

遂行の変化：3-1＝2，満足の変化：4-1＝3

作業療法士はさらに聞きます．

4　カナダ作業遂行測定（COPM）　73

作業療法士：ほかに何か変わったことはありますか？

おじさん　　：金色の髪の小さな王子さまに会ったよ．いろいろ話してく
　　　　　　　れてね．

作業療法士：どんな話ですか？

おじさん　　：ヒツジの絵を描いてって言われてね．絵を描くなんて，何
　　　　　　　年振りかな．

作業療法士：ほかにしたいこととか，する必要のあることが何かありま
　　　　　　　すか？

おじさん　　：水が1週間分しかないんだ．水を調達しないと．

　作業療法士は，それぞれの作業の重要度，遂行度，満足度を聞きました
（表2）．おじさんは，大人ってやつは，全く数字が好きだなと辟易しなが
らも答えました．おじさんは大人を理解し，大人に合わせることを知って
いる人だからです．

表2　COPM　2回目の初回評価の結果

作業の問題	重要度	遂行度	満足度
飛行機の修理	10	3	4
王子さまと話す	7	5	5
絵を描く	6	3	4
水を探す	8	1	1

遂行スコア：(3+5+3+1)÷4＝3　満足スコア：(4+5+4+1)÷4＝3.5

　王子さまと別れる少し前に，もう一度作業療法士が現れて，COPMの再
評価をすると，こうなるかもしれません（表3）．

74　2章　カナダの作業療法

表3　COPM　2回目の再評価の結果

作業の問題	重要度	初回評価		再評価	
		遂行度	満足度	遂行度	満足度
飛行機の修理	10	3	4	8	8
王子さまと話す	7	5	5	10	9
絵を描く	6	3	4	6	9
水を探す	8	1	1	10	10

初回遂行スコア：3　　　　　　　　初回満足スコア：3.5
再評価遂行スコア：34÷4＝8.5　　再評価満足スコア：36÷4＝9
遂行スコアの差：8.5−3＝5.5　　　満足スコアの差：9−3.5＝5.5

　おじさんは，飛行機が不時着したときに比べれば，制約のある環境の中でいくつかの作業を行い，それが最初よりもうまくできるようになり，満足するようになったようです．王子さまと出会ってから，全体の遂行と満足のスコアも5.5点向上しました[31]．

　おじさんは，大人の数字好きを心よく思っていませんが，5.5点向上しましたと言われたら，良かったなという気持ちになるかもしれません．遠慮がちに数字を聞いていた作業療法士もうれしくなるでしょう．

　こんなふうに点数で表すことがどうして必要なのでしょうか．大人は数字が好きだからです．おじさんが書いた本を読めば，砂漠に不時着したときからおじさんが素晴らしい経験をしたことが分かりますが，大人は忙しいし，数字を信用するのです．だから，カナダの作業療法士たちは，作業療法の成果を数字で表すことにしたのです．決して，ほかの大人たちのように数字だけが確かだと思っているわけではありません．数字以外を信用しない大人たちには分かりにくい作業療法を，分かりやすくするための手

---

31) COPMの点数は，ほかの人と比べてもおかしなことになります．楽観的な人と悲観的な人では点数の言い方が違うからです．点数の違いが作業遂行の違いなのか性格の違いなのか分かりません．COPMの点数は，一人の人の前と後を比べることで，前より上手にできると思っているのか，前より満足しているのかが分かります．

段なのです.

　作業療法が素晴らしい成果をもたらしても，多くは目に見えません．見えないことを見えるようにするための手段として，COPMでは数字を言ってもらうのです[32].

　今までも数字を信用する大人たちのために，作業療法士は，身体の関節が何度動くとか，何分で着替えができるようになったとかを数字で示してきましたが，それは作業療法士が感じている変化ではありませんでした．身体の関節が動く範囲が広がっても，作業ができるようにならないことも多いし，着替える時間が速くなっても，どの服を着るか，その日おしゃれをしたいかどうかで時間が変わります．作業療法の成果は，クライエントがしたいことやする必要のあること，するのを期待されていることが，上手に満足いくようにできるとクライエント自身が思うことです．COPMはそれを数字で表すのです.

　私がCOPMのことを初めて知ったのは，1993年でした．「クライエント中心の評価法」というタイトルの論文でした．COPMは，クライエントに何をしたいかを聞いて，10点満点だと何点かを決めてもらうのだと理解しました．そして使ってみました．するとどうでしょう．それまでとは，違うクライエントが見えてきました．そして私とクライエントとの関係が変わったように思いました.

　私が作業療法学科の学生のときに先生は，クライエントに最初に会ったとき，「困っていることは何ですか」と聞くように教えてくれました．COPMを使う前まで，私はその教えを守っていました．作業療法に来るクライエントは，何かに困っているから来ているのだと信じていました.

---

32) COPMの点数が増えることだけが，作業療法の成果ではありません．楽観的で遂行度も満足度も満点だと言っていたクライエントが，実際に作業を行ってみたり，自分の作業をよく考えるようになったりすることで，まだまだできてないな，ここが不満だなと気づくことがあります．それでもCOPMの点数の変化が，クライエントの認識の変化を示していることに変わりはありません.

作業療法士は困っている人を助ける仕事でした．

　クライエントが困っていることはないと言っても平気でした．作業療法に来ていること自体が困っていることなのにそれを困っていないというのは，クライエントは相当な楽天家か，認知機能に問題があるということかが分かるからです．

　作業療法士がしっかり見定めなくてはならないのは，クライエントの症状や障害の種類でした．身体・情緒・認知的要素の病的なところ，あるいは標準範囲から逸脱しているところを見つけて，なるべく正常に近づくようにすることが医療職としての作業療法士の仕事だと思っていたのです．

　困っている人を助ける，正常に近づくようにするという考えをカナダモデルは打ち砕きます．作業療法士が助ける人なら，クライエントは助けられる人です．この関係は一方通行で，クライエント中心にはなりません．人にはそれぞれのスピリチュアリティがあり，そのスピリチュアリティが人の気持ちや考え，行動を決め，どんな作業をどのように行うかを決めると考えるなら，「正常」という言葉に出る幕はありません．人はみんな違うのです．異常でも正常でもなく，多様なのです．

　上手に COPM ができると，クライエントの個性が見えてきます．一人一人の人生や生活の中に，どんな作業があるかを知ることはちょっとした冒険のようです．王子さまが出会った地理学者が書かないことを，作業療法士は書きます．王子さまが花の世話をしたことは，作業療法を行ううえでは大切なことです．地理学者にとって花は消えてなくなるはかないものですが，作業療法士にとっては王子さまの環境に花があることがとても重要です．

　COPM を開発したカナダの作業療法士たちは，たくさんの活動名が並んでいる評価表では，クライエント中心の作業療法の成果を示すことができないので，活動名の項目のところを空欄にした COPM を作ったのです．ところが，COPM を知った多くの作業療法士は，あらかじめ想定した

活動についてクライエントに聞きたがります．聞いてもクライエントが言えないことがあるという理由からです[33]．

　したいことやする必要のあることをクライエントが言えない理由は，いろいろあります．クライエントは話すことができない，考えることができないということもあります．言える環境にないということもあります．作業療法士が自分に都合の良いことを聞き取りたいだけだということもあります[34]．

　COPM でクライエントの作業を知ったら，その作業に関係のあることをしなければなりません．クライエントの作業は多様で，その作業を行うために必要な道具や材料も多様です．作業遂行について知るためには，環境も合わせて見ていく必要があるので，狭い作業療法室の中だけではできません．COPM を行うと，作業療法はクライエントの物理的・社会的環境にかかわる必要が出てきます．

　人の要素だけを見て作業療法を行うときに比べると，人と環境と作業にかかわる作業療法は複雑で，手間暇がかかって努力を必要とするようになります．でもそれをすれば，作業療法が短期間で分かりやすい成果を上げることができるのです．作業療法が本当に役立つ仕事だと，みんなが認めるようになるのです．

---

33) 活動リストを示したり，イラストや写真の絵カードを見せたりすることで，クライエントの作業を知ることができるかもしれませんが，見せる―見せられるという関係が，その後の力の共有や協働を妨げるように，私は思います．COPM を使うときも，聞く―聞かれるという関係に陥る危険はあります．クライエントの作業を共に発見していくという態度が必要だと考えています．

34) クライエントの作業を「聞き取る」「引き出す」という態度は，クライエント中心の実践を妨げます．COPM を行うときは，クライエント自身が作業を見つめたり，作業の視点で自分の生活を振り返ったりできるようにします．

5 作業ができるための条件

　おじさんは，飛行機が不時着してから1週間と少しの間に作業ができるようになりました．作業療法士に出会っていないのに．

　作業療法の目標は作業ができるようになることですが，作業療法士がかかわらなくても作業ができるようになることはたくさんあるのです．そこにはいくつかの条件があると，カナダの作業療法士たちは考えました．これを，可能化の基盤（Enablement Foundation）と呼びました[35]．可能化の基盤には，選択・リスク・責任（choice, risk, responsibility），クライエントの参加（client participation），可能性の見通し（visions of possibility），変化（change），公正（justice），力の共有（power sharing）が含まれます（図8）．作業療法士はこの基盤を強化することで，クライエントの作業をできるようにすることができます．

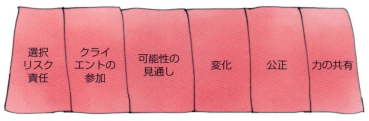

図8　クライエント中心の作業の可能化の基盤

🐟 選択，リスク，責任

　自分で選択したことには，リスクと責任が伴います．ほかの人に選んでもらえば，失敗しても自分のせいではありません．他人のせいにできるので気が楽です．

　COPM を知る前の私は，クライエントにリスクや責任をとらせるなんて悪いことだと思っていました．治療の責任は治療者にあり，クライエントは治療者を信頼して安心して治療を受けることが良いのだと考えていたのです．でも，これではクライエントが作業をできるようになりません．作業を通して健康になっていくことができないのです．作業療法が成り立たなくなってしまうのです．自分で選んで，そのリスクと責任を引き受けると，作業との結び付きが強まり，作業の効果が最大化するのです．

　自分で選択できない人もたくさんいます．王子さまが出会った点灯人は，指示されたことをしているだけなので，選択せずにガス灯をつけたり消したりしています．王様や大物気どりや酒びたりも，自分の行動を選択しているというよりも，思い込みで行動しているようです．選択肢があることさえ知らないのかもしれません．

　おじさんが飛行機の操縦士になったのは，おじさんが選択したのでしょうか．飛行機を操縦することは，不時着するリスクを伴います．そして実際に不時着しました．おじさんは飛行機を修理して，自分のしたことの責任をとったのです．

---

35) Townsend EA 他著．高木雅之，大塚美幸訳．可能化：作業療法の中核となる能力．エリザベス・タウンゼント，ヘレン・ポラタイコ編著．吉川ひろみ他監訳．続・作業療法の視点：作業を通しての健康と公正．大学教育出版，2011，pp.119-178．（Townsend EA & Polatajko HJ. Enabling occupation II : Advancing an occupational therapy vision for health, well-being and justice through occupation. CAOT Publications ACE, 2007）
エリザベス・タウンゼント，吉川ひろみ．作業的公正の可能化—病院での実践．作業療法 30（6），671-681，2011．

責任について，王子さまも語っています．今まで王子さまの星にはなかった美しい花を，王子さまは大切に育てました．成長した花は，気まぐれなことを言って王子さまを困らせます．王子さまが，今まで見たことのない植物を育てることを選択したときから，成長したその植物が王子さまを困らせるかもしれないというリスクがありました．そして，王子さまには花を守るという責任が生じたのです．でも，王子さまは花のいる星を後にして旅に出てしまいました．旅の中で王子さまは，花への責任を感じます．

リスクや責任を伴う選択をすることは，厳しいことです．でも，選択することこそが，自分の人生を自分で作り上げることなのです．作業を選択して，そのリスクと責任を引き受けるからこそ，その作業を通して人は成長し，その作業をすることで環境をも変えていくことができるのです．

🍃 クライエントの参加

クライエントの作業をできるようにするためには，クライエント本人の参加が不可欠です．できるようになりたい作業をクライエント自身が行うことが大事なのです．

クライエントが受け身でいる必要がある検査や治療はたくさんあります．レントゲンをとるときや手術中は，クライエントはじっとしていなければなりません．理学療法では，理学療法士が温めたり，動かしたりしてくれます．ところが作業療法では，クライエントが何もせずじっとしていたら始まりません．

作業療法の目標は作業ができるようになることなので，どの作業がどのくらいまではできそうなのかを知るためには，評価からクライエントに参加してもらう必要があるのです．

作業は，参加しているうちにできるようになるという特徴があります．

最初は恐る恐る行っている作業が，回数を重ねるうちに上手になっていくのです．クライエントが作業に参加してこそ，その作業ができるようになるという作業療法の目標が達成されるのです．

王子さまは，絆を結ぶために，少しずつキツネとの距離を縮めました．毎日同じ時間にキツネに会い，キツネと話しました．どちらかが別のことを考えていたのでは絆は結ばれなかったでしょう．王子さまとキツネは，お互いにお互いの話をよく聞きました．

どうすればクライエントの参加がもっと増えるのか，作業療法士は考えることができます．作業の話をするだけよりも，一緒に作業をやってみるとクライエントの参加が増えます．なじみのない環境で行うよりも，クライエントにとってなじみのある環境の方が，クライエントの参加が増えます．

🌸 可能性の見通し

おじさんは，象を呑み込んだ大蛇の絵を描いた後，何人もの大人からその絵は帽子だと言われました．それでも，おじさんはその絵を持ち歩きました．その絵を理解してくれる人がいるという可能性を捨てなかったからです．そしてついに，その絵を見て象を呑み込んだ大蛇だと分かる人に会うことができたのです．

作業を行う前から，きっとできると思える作業と，たぶんできないだろうと思う作業があります．おじさんが象を呑み込んだ大蛇の絵を見せ続けたのは，世の中にはいろいろな人がいるということを知っていて，中にはおじさんの絵を理解してくれる人がいるかもしれないという希望を持ち続けることができたからだと思います．おじさんが絵を描くとき，絵を見て共感する人がいることが大事でした．絵を描くことには，人とのつながりを作るという意味があったのでしょう．

可能性の見通しは，過去の経験や知識，入手できるデータから決まります．また，人と環境と作業の要素が変化すると，可能性の見通しも変化します．悲観的な気分のときは，可能性の見通しは低いけれど，明るい気持ちになる出来事が起これば，可能性の見通しは高まるかもしれません．

自分の経験が増えると可能性の見通しは変化します．いろいろな作業で成功した経験を持つ人は，新しい作業も成功するだろうという見通しを持つでしょう．他人の経験を聞くことでも可能性の見通しは広がります．似たような状況の人ができたことは，自分もできるのではないかと思えます．小説を読んだり，映画を観たりした後も可能性の見通しが広がる感じがします．自分とは違う状況の人であっても，架空の人であっても，ストーリーが何かを教えてくれるのです．自分が置かれている状況に対する見方が変わったり，これから起こることの可能性に気づいたりします．

🍃 変化

できなかった作業ができるようになるということは，何らかの変化が起こることです．変化を歓迎する社会や，変化を受け入れやすい人々の間では，作業ができるようになることも容易です．

王子さまが地球に来る途中の星で出会った人たちはみんな，変化を好まないようでした．王様は命令すると決めたからには，何とか命令しようとするだけでしたし，酒びたりも酒を飲むことを変えるつもりはないようでした．従来のやり方を変えるのは，エネルギーを必要とするのです．

新しい提案は，前例がないという理由で反対されることはよくあります．今までこれでやってきたのだからこれからもこの通りに行うという考えは，なかなか説得力があります．でも，変化が物事を発展させるのです．変化は失敗や悪化を招くリスクもあります．その一方で，改善や成功の可能性もあるのです．

王子さまもおじさんも旅をしています．旅に変化はつきものです．環境が変わり，新しい出会いがあり，さまざまな作業を行う機会に恵まれます．いろいろな気持ちになり，学びがあり，人として成長できます．かわいい子には旅をさせよということわざも，変化を経験することの重要さを示しているのだと思います．

できなかった作業ができるようになる，自分の人生にはなかった作業を始めるということは，人や環境の変化をもたらします．変化は予想外のことが多く緊張します．変化を恐れず新しい展開を楽しむ人々が増えると，作業への挑戦が容易になります．

公正

私が公正のことを考え始めてから，もう 20 年以上が経ちます．英語では justice で，日本語では正義と訳されることが多い言葉です．正義のための戦争が今でも続いています．それは，みんなが賛成できる正義がないからです．ある人たちが正しいと考えても，別の人たちは間違っていると考えるのです．

給料の金額の決め方を例に考えてみましょう．労働の努力量に応じて支払う場合と，労働によって得られた成果に応じて支払う場合と，どちらが正しいでしょうか．一生懸命働いても成果が上がらない人もいれば，努力しなくても運よく成果を手にする人もいます．病気になって働くことができなくなる人もいます．みんなが正しいと思う給料の金額を決めるのは容易ではありません．

ここでは，みんなが正しいと思うことを表すために，justice の訳語として公正を使います．完全な公正は実現不可能だとしても，より公正に近づくにはどうしたら良いかを考えることはできます．社会の中で，みんなが相手の立場に立ってお互いのことを考えることで，不当に辛い思いをする

人を減らすことができます．

　作業ができなくて辛い思いをしている人のことを考えようとする公正な社会では，作業ができやすくなるはずです．

　おじさんは，上手に描けたと思った絵を，大人から認められなくて，がっかりして絵を描かなくなってしまいました．もし，一生懸命描いた絵を認められないことが，どれほどがっかりするかを知っている人がいたら，絵なんか描かないで地理や算数をやりなさいとは言わずに，絵も良いけどほかの勉強もしましょうねと言うでしょう．そうしたらおじさんは，画家になるという夢を持ち続け，王子さまと出会ったとき，もっと自信をもって絵を描いたかもしれません．

　不公正な社会とは，差別や偏見がある社会です．差別や偏見は，作業をする前から人を決めつけて，自由に作業を選択することを妨害します．王子さまが出会った王様の星にもし家臣や住民がいたら，権力者である王様の命令に従わなければなりません．家臣や住民は，王様の命令が間違っていると思っても，その命令以外のことをする自由はありません．

　どんな社会が公正かについて，大きく分けると二つの考えがあります．一つは，みんなができるだけ自由になることが良いとする考えです．点灯人に，ガス灯をつけたり消したりしてもいいし，しなくてもいいという指示が出されたら，点灯人は自由になるでしょう．ほかの人の迷惑にならなければ，みんなが自由にしたいことをして，自分の夢や目標に向かって生きていけるような社会が理想です．

　もう一つは，社会の中で最も弱い立場の人のことをみんなで配慮しようという考えです．花は王子さまの星では弱い立場でした．強がって見栄をはったり，嘘をついたりしましたが，本当は弱かったのです．花は自由に動けません．身を守るには4本のとげだけでは十分ではありません．王子さまが花を守る必要を感じたように，自由に暮らすことができない弱い立場の人たちのために，社会は仕組みを作り，みんなで何らかの行動をとる

必要があるのです.

🐦 力の共有

　人には力があります.　自分の人生の方向を決めたり,　ほかの人を助けたりする力があります.　人が集まって何かをするとき,　たいていの場合,　一人一人の持つ力が違います.　発言力の強い人がいるものです.

　子どもより大人の方が力があります.　学校では生徒より先生の方が力があります.　病院では患者より治療者の方が力があります.　作業療法ではクライエントより作業療法士の方が力があるかどうか,　常に敏感に感じ取らなければなりません.

　クライエント中心の作業療法を行うことができるかどうかは,　クライエントと作業療法士の間の力関係が大きく影響します.　作業療法でどんな作業にかかわるか,　その作業をどこでどのように行うか,　こうしたことを決める力をクライエントと作業療法士が共有する必要があります.

　権力者がいると権力者が命令しなくても,　周りの人たちが権力者の顔色をうかがって行動するようになります.　作業療法士が強い力を持っていると,　クライエントもクライエントの家族も作業療法士が気に入るようなことを言うかもしれません.　クライエントが強い力を持っていると,　作業療法士はクライエントの言いなりになってしまうかもしれません.

　一人の力によってみんなが動いたときよりも,　みんなで力を合わせて作業ができると,　喜びも倍増し,　その作業が長く続きます.　話し合い,　民主主義,　協働的意思決定は,　物事を左右する力をみんなで決めようという考えです.　みんなで決めた方が,　決めた理由がよく分かるし,　たとえ結果が悪くても後悔が少ないと考えられます.

　王子さまは花の世話をしているとき,　花に対して自分の思いを話しませんでした.　花も本当は王子さまを愛していたのに,　正直になれませんでし

た．花と王子さまがどうやって星で暮らしていこうかを話し合うことができたなら，暮らし方を決める力を共有できたなら，きっと良い結果になったと思います．

　王子さまと出会ったおじさんが絵を描くことができるようになったのは，この可能化の基盤があったからだと考えられます（**表4**）．

表4　おじさんが絵を描くという作業の可能化の基盤

選択，リスク，責任	おじさんは，王子さまからヒツジの絵を描いてと頼まれたとき最初は断りました．それは，子どものころに描いた絵を受け入れてもらえなかったので，王子さまもおじさんの絵を受け入れてくれないかもしれないと考えたからでしょう．でも王子さまがあきらめずに頼むので，おじさんは，受け入れられないかもしれないというリスクを覚悟で，ヒツジの絵を描きました．そして王子さまに受け入れられるまで，絵を描き続けたことは，絵を描くという選択をした責任をとったと言えるでしょう．
本人の参加	おじさんが絵を描くという作業をできるためには，おじさん自身の参加が不可欠です．おじさんは絵を描くという作業に主体的に参加しました．
可能性の見通し	おじさんが，王子さまに子どものころに描いた絵を見せたとき，王子さまはその絵が何かを理解しました．このとき，可能性の見通しが生まれたのだと思います．それまで誰も理解しなかった絵を王子さまは理解したのですから，おじさんがこれから描く絵を王子さまが理解する可能性が高まったのです．
変化	それまでしていなかった作業を始めるためには，変化を求める状況が必要です．それまで持っていなかったヒツジの絵を欲しいと言う王子さまは変化を求めていると言えます．おじさんは，最初は変化を求めていませんでしたが，可能性の見通しが生まれてから，再び絵を描こうという変化を求める気持ちになったのだと思われます．
公正	王子さまと出会っておじさんが絵を描くとき，おじさんの絵にケチをつける人は周りにいませんでした．おじさんが絵を描いてはいけないという規則もありません．誰でも絵を描くことのできる環境があったのです．
力の共有	王子さまとおじさんの間に力の不均衡はなかったように思います．王子さまの身分が高くて，おじさんは王子さまの指示に従わなければならないという状況ではありませんでした．王子さまがお願いしたとき，おじさんは断ることもできたのです．おじさんが絵を描くか描かないかは，王子さまとおじさんによって決めることができる状況だったということは，力の共有がなされていたと考えられます．

6 作業療法のプロセス

　カナダの作業療法士たちは，作業療法とは何か，作業療法の対象は誰か，作業療法をどのように進めるかについて考え，カナダ作業療法士協会としてガイドラインを出版してきました．最初に出版したのは1991年で，タイトルは「クライエント中心の実践のための作業療法」でした[36]．1993年には，「クライエント中心の精神保健実践のための作業療法」を出版しました[37]．そして，1997年には，すべての作業療法についてのガイドライン「作業療法の視点：作業ができるということ」を出版しました[38]．そして2007年に「続・作業療法の視点：作業を通しての健康と公正」を出版したのです[39]．

　クライエント中心の実践をしようとするときに大きな問題となるのは，クライエントの情緒的要素や認知的要素です．精神疾患を持つクライエン

---

36) この本は翻訳されていません．Canadian Association of Occupational Therapists. Occupational therapy guidelines for client-centred practice. CAOT Publications ACE, 1991.

37) この本も翻訳されていません．Canadian Association of Occupational Therapists. Occupational therapy guidelines for client-centred mental health practice. CAOT Publications ACE, 1993.

38) この本は翻訳されていますが，絶版になりました．Canadian Association of Occupational Therapists. Enabling occupation：An occupational therapy perspective. CAOT Publications ACE, 1997.（カナダ作業療法士協会著，吉川ひろみ監訳，作業療法の視点―作業ができるということ，大学教育出版，2000）

39) Townsend EA, Polatajko HJ. Enabling occupation Ⅱ：Advancing an occupational therapy vision of health, well-being and justice through occupation. CAOT Publications ACE, 2007.（エリザベス・タウンゼント，ヘレン・ポラタイコ編著，吉川ひろみ他監訳，続・作業療法の視点：作業を通しての健康と公正，大学教育出版，2011）

トは，感じたり考えたりすることに問題があるのだから，治療者と協働するなんて無理だと考える人がいました．あるいは，クライエントは自分の問題に直面することで病気になっているのだから，何をしたいか，何をする必要があるかをクライエントに聞くなんて病気が悪化する恐れがあるなどと考える人もいました．子どもや高齢者もしっかりと自分の作業のことを考えるのは困難です．このように理性的に考えることができない人と協働することは，不可能だと考える人がいたのです．

クライエント中心の実践をするためには，作業療法士が協働する相手を探す必要があります．作業療法を求めている人は誰なのでしょうか．診断名がついている個人よりも，家族や介護者が作業療法を求めているなら，その人が問題だと考える作業をできるようにすることが，作業療法士の仕事です．作業療法のクライエントは，家族や介護者，学校の先生や施設のスタッフという場合もあるのです．

作業の問題は，個人だけでなく，家族や組織の場合もあります．そこで，作業療法のクライエントを六つの種類で考えることになりました（図9，表5）．個人（individual），家族（family），集団（group），コミュニティ（community），組織（organization），住民（population）です[40]．

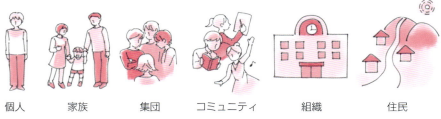

図9　クライエントの種類

40) Craik J他著，古山千佳子訳．カナダ実践プロセス枠組み（CPPF）の紹介：脈絡の展開エリザベス・タウンゼント，ヘレン・ポラタイコ編著．吉川ひろみ他監訳．続・作業療法の視点：作業を通しての健康と公正．大学教育出版，2011，pp.287-306．(Townsend EA, Polatajko HJ. Enabling occupation Ⅱ: Advancing an occupational therapy vision for health, well-being and justice through occupation. CAOT Publications ACE, 2007)

表5　クライエントの種類

個人	診断名がついている個人（患者，利用者など），作業療法を求める個人（特定の家族，介護者など）
家族	個人のクライエントの家族（親，兄弟，親戚，同居人など）
集団	空間や時間を共有する集団（クラブ，サークルなど）
コミュニティ	共通の興味や関心事を持つ人たち（同じ趣味を持つ仲間，同志として活動する人たちなど）
組織	特定の規範を共有する組織体（企業，団体など）
住民	特定地域に暮らし，制度や地域資源を共有する人々

　1997年のガイドラインでは，作業療法のプロセスは，作業遂行プロセスモデル（Occupational Performance Process Model：OPPM）で説明されていました（表6）．OPPM では，最初にクライエントの作業の問題を決めて，次に理論を選びます．理論に基づいて作業の問題を引き起こしている原因を評価し，さらにクライエントの作業ができるための利点や資源となるクライエントの要因や環境の側面を評価し，目標を決めて計画を立て，実行し，再評価をするというプロセスです．すべてがクライエントと作業療法士の協働で行われます．

　OPPM は，クライエントが個人の場合には役立ちますが，コミュニティや組織や住民といった場合には適用するのが難しいという問題がありました．また OPPM では，評価の前に理論を選ぶことになっていますが，実際には理論は評価や計画や実行の途中で選ぶこともあります．そしてすべての段階に関連しているのは，どんな社会か（社会的文脈）と作業療法がどんな機関で行われるか（実践の文脈）でした．

　その社会の経済が好調だったり，診療報酬制度や介護保険制度が改定されたり，過疎化や災害復興など地域独特の課題があったりすると，作業療法のやり方に影響があります．また，作業療法実践が施設や病院で行われるのか，通所やクライエントの家で行われるのかによっても作業療法のやり方が変わります．

表6 作業遂行プロセスモデル（OPPM）の概要

ステップ	内容
作業遂行の問題を決め名前を付ける	COPMを使って，クライエントの作業遂行の問題を知ります．
理論を選ぶ	どの理論を使って作業療法を行っていくかを決めます．環境調整などを行う代償モデルを選ぶか，治療モデルを選ぶかなど，使う理論によって続いて行う作業療法の内容が変わります．
遂行要素と環境を評価する	クライエントの作業遂行の問題を引き起こしている原因を知るために評価をします．
利点と資源を明確にする	クライエントの作業遂行ができるようになるために，クライエントの強みや利用できる資源を調べます．
目指す成果を協議して行動計画を練る	クライエントと作業療法士，必要があればほかの関係者も含めて，作業療法の具体的な目標を話し合います．どのような状態になったら，成果が得られたことにするかを明確にします．行動計画では，クライエントは何をするか，作業療法士は何をするかを決めます．
計画を実行する	計画を実行しながら，必要に応じて計画を修正します．
再評価する	作業遂行の問題が解決したかどうか，再評価を行います．

　そこで，カナダ作業療法士協会が2007年に発行したガイドラインでは，個人から住民までのすべてのクライエントの作業療法の流れを示すために，カナダ実践プロセス枠組み（Canadian Practice Process Framework，CPPF）を発表しました（表7，図10）．CPPFは社会的文脈（societal context）と実践の文脈（practice context）の中で行われます．作業療法のプロセスには，節目となる八つのポイントがあり，行ったり来たりしながら進んでいきます．このすべてのポイントに理論枠組み（frame of reference）が影響を与えています．どのような理論，考えを前提とするかによって，それぞれのポイントで行われる内容が変わります．作業療法プロセスのポイントには，開始（enter/initiate），設定（set the stage），評価（assess/evaluate），目的と計画の合意（agree on objectives and plan），計画の実行（implement plan），経過観察と修正（monitor and modify），成果の評価（evaluate outcome），終了（conclude/exit）が挙げられます．

表7　カナダ実践プロセス枠組み（CPPF）の概要

CPPF の要素	内容
社会的文脈	山や川などの自然環境，建物や公共交通機関，地域の人々の態度や文化，医療保険や介護保険などの制度が含まれます．作業療法は「リハビリ専門職」なのか，生活行為を専門とするのか，健康になる作業を見つけることなのか，社会の認識が作業療法実践の行い方に影響を与えます．
実践の文脈	作業療法が行われる施設の設備，他職種や同僚など作業療法サービス提供チームのメンバー，その職場で優勢となっている考え方や習慣，財源や労働基準などが含まれます．作業療法士が望ましいと思うサービスを，実践の文脈が制限することもあります．

ポイント	内容
1．開始	クライエントが作業療法を開始するかどうかを決めます．医師やケアマネジャーから作業療法をすることを勧められますが，最終的にはクライエントが決めます． このときに，誰がクライエントかが明らかになります．作業療法サービスを求め，成果を期待する人がクライエントです．開始した時点で実践の文脈に入ります．
2．設定	どこで作業療法を行うか，どの作業療法士が担当するかを決めます．入院や入所，外来や通所，訪問などがあります．ここからクライエントと作業療法士の協働が始まります．ここから理論が関係してきます．環境を重視する理論を採用すれば，クライエントの家や友人・家族の情報が不可欠になります．コミュニティや組織がクライエントの場合には，誰とどのように協働するかを明確にする必要があります． どこで，どのくらいの頻度で作業療法をするかを決めるために，ここで COPM をすることもあります．

（次ページへ続く）

3. 評価	どんな評価をするかは，どの理論を採用するかに依存します．理論が違えば，何に着目するか，どの情報を集めるか，その情報をどう解釈するかが違ってきます．理論には，極めて概念的で応用が難しいものから，具体的に評価法を特定しているものまであります．単に測ったり，情報を集めたりするだけでなく，データや情報の位置づけを理論に基づいて考えることを覚えておきましょう． 評価にはクライエントの参加が不可欠なので，クライエントと作業療法士との協働関係を強めていくことができます． 作業に関連する評価は，結果が直接クライエントにフィードバックされるので，クライエントが評価の段階で満足して，作業療法が終了となることもあります． 評価だけを行う機関で作業療法を行う場合には，この段階から終了のポイントに行くことになります．
4. 目的と計画の合意	クライエントと作業療法士が協働して，作業療法の目的を決め，計画を立てます．何のために作業療法をするのか，どうなったら作業療法が成功したとクライエントは考えるのかを明らかにします． 相談業務を行う機関での作業療法では，目的と計画を決めたら，作業療法が終了となります．
5. 計画の実行	目的を達成するために立てた計画を実行していきます．社会の脈絡や実践の脈絡が実行を妨げるかもしれません．あるいは，幸運な脈絡の変化が予想以上に計画の実行を後押しするかもしれません．実行の段階から新しい理論を採用する必要があるかもしれません．
6. 経過観察と修正	社会的脈絡と実践の脈絡の中で，クライエントと作業療法士が協働して作業療法プログラムを進める中で，常に経過を観察し，必要に応じて修正していきます．
7. 成果の評価	合意した目的が達成したかどうかを評価します．達成したら終了です．達成しなければ，目的と計画の合意のポイントに戻って，目的と計画を見直します． 設定から成果の評価のポイントまでが，クライエントと作業療法士の協働で行われます．
8. 終了	作業療法の終了はクライエントが決めます．作業療法の成果が明らかになったら終了となるでしょう．評価の結果，作業療法以外のサービスが適切だと分かった場合は，評価のポイントの次に終了となります．相談業務の場合は，目的と計画の合意のポイントの次に終了となります．

王子さまが旅に出る前に作業療法士に出会っていたらどうなったかを想像してみました．

● **開始**

　王子さまが夕陽を眺めていると作業療法士がやってきました．作業療法士は，王子さまができるようになりたいことをできるように一緒に取り組

6 作業療法のプロセス

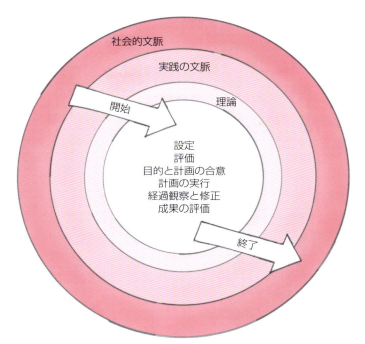

図10　カナダ実践プロセス枠組みの構造

みたいと言うので，王子さまは作業療法をやってみることにしました．

● **設定**

　作業療法士は，週に1回王子さまの星に来ることができます．そこで，王子さまが夕陽を見に来るときに，王子さまと会うことになりました．

● **評価**

　作業療法士は，作業遂行と結び付きのカナダモデルを採用し，王子さまの作業の問題を知ることにしました．そのために，COPMを使いました．

　　作業療法士：王子さまが今していることで，もっとうまくできたらいいなと思うことはありますか

王子さま	：ぼくの花のことは知ってる？
作業療法士	：どんな花ですか
王子さま	：バラの花だよ．きれいで良いにおい．でも花と一緒にいると苦しいんだ
作業療法士	：王子さまは，花のために何かしているんですか？
王子さま	：水をあげるよ，夜は寒いからガラスの覆いもしてあげる．でも花は満足しないんだ
作業療法士	：花の世話をするときに辛くなるんですね
王子さま	：そう…どうしたらいいんだろう
作業療法士	：それ以外のことは，うまくいってますか？
王子さま	：バオバブの根を抜くのもたいへんだけど
作業療法士	：ほかには？
王子さま	：火山の煤の掃除をしてる．毎日だよ
作業療法士	：王子さまは，忙しそうですね．ゆっくりリラックスできることはありますか
王子さま	：夕陽を眺めると落ち着くんだ．だから，こうして夕陽を眺めに来るんだ
作業療法士	：王子さまが毎日していることが分かりました．今度はそれぞれのことが，王子さまにとってどれくらい大事かを聞きたいと思います．とても重要なら10点，全然重要じゃなかったら1点です
王子さま	：数字？
作業療法士	：そうなんです．大人は数字が好きなので，数字が好きな大人に認めてもらうには，仕方がないんです．お願いします．花の世話が王子さまにとって，とても重要なら10点とすると…
王子さま	：重要に決まってる．だって花は…悲しくなるんだ

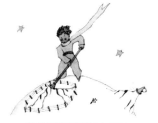
花に水をあげるよ

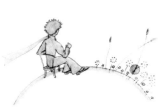
バオバブの根を抜く

火山の煤の掃除をしてる

夕陽を眺めると落ち着くんだ

（文献1より引用）

作業療法士：…バオバブの根を抜くことはどうでしょう．10点満点で重要さは何点でしょう

王子さま：10点．放っておいたらこの星はバオバブだらけになっちゃうよ

作業療法士：火山の煤掃除は？

王子さま：8点かな．大事だけど，花やバオバブに比べたら

作業療法士：夕陽を眺めることはどのくらい大事でしょう

王子さま：9点にする．だって夕陽がなかったら，とっても困る．でも花やバオバブの方が重要

作業療法士：花とバオバブと煤掃除と夕陽のことがうまくいくと，王子さまの生活は良い感じになると思いますか？

王子さま：そうかもしれない

作業療法士：ほかには何か，したいことありますか？　した方が良いの

かなって思うこととか

王子さま ：ほかの星へ行ってみたいな．ぼくはここにいるだけでしょ．ほかの星のことを知らないんだ．きっと勉強になると思う

作業療法士：ほかの星へ行って勉強するのは，10点満点でどのくらい重要でしょう

王子さま ：6点かな

作業療法士と王子さまは，この五つの作業の問題について，考えていくことにしました．

作業療法士：水やりとか覆いをするとか，花の世話が，とてもうまくできているというのを10点にすると，今は何点になりますか

王子さま ：ぼくはちゃんとやってると思う．できることはやってるから．でもうまくいかないんだ．だから10点じゃない．でもぼくはうまくやってると思うから，そんなに低いのは嫌だ

作業療法士：5点にしましょうか

王子さま ：うーん，6点にする．本当にぼくは，一生懸命やってるんだから

作業療法士：では，満足度は何点でしょう．全く満足じゃないというのが1点です

王子さま ：1点．花が満足しなくちゃ，ぼくも満足なんてできない

作業療法士は，王子さまが花のためにしていることについて，とても苦労していることを理解しました．

作業療法士：バオバブの根を抜くことは，うまくできていますか．10点満点で言うと

王子さま　：ときどき茎が大きくなりすぎて，抜くのが大変なことがあるよ．小さいときは，バオバブになるか，花になるかわからないんだ．ちょうど良いときに抜くのがたいへん．でも，まあまあうまくやれていると思う

作業療法士：では，8点にしましょうか

王子さま　：7点．ぼくの力がもっと強かったら8点にしてもいいけど

作業療法士：満足度はどうでしょう

王子さま　：8点．星はバオバブに占領されていないから

作業療法士：火山の煤掃除は？

王子さま　：うまくできてると思う．死火山だっていつ活火山になるか分からないから，用心のために毎日掃除してる

作業療法士：では，10点ですね

王子さま　：火山については満足．火山がなかったら不便だし，だから，きちんと火山の手入れをしてるんだ

作業療法士：では火山の満足度も10点にしましょう．夕陽を眺めるのはどうでしょう

王子さま　：夕陽がなかったら困るよ．気持ちが落ち込んだままになっちゃう．天気が悪いと夕陽が見れないんだ

作業療法士：思ったときにいつでも思ったように夕陽を眺めることができるのを10点にすると何点ですか

王子さま　：分からないよ

作業療法士：では，5点にしましょう

王子さま　：どうして？　だめだよ，そんなの．10点の次は5点なんて．夕陽を眺めようと思ったときには，だいたい眺めることができるんだ．だから8点だよ

98　2章　カナダの作業療法

作業療法士：分かりました．では，満足度はどうでしょう

王子さま　　：夕陽には満足してるんだ．だから9点．いつも夕陽がきれ
　　　　　　　いに見られるってわけじゃないから10点じゃない

作業療法士：ほかの星へ行って勉強するというのは，今はぜんぜんでき
　　　　　　　てないから1点でいいですか

王子さま　　：ぜんぜんできてないってことはない．渡り鳥が教えてくれ
　　　　　　　るから．でも自分で見たわけじゃないからね．4点にする
　　　　　　　よ

作業療法士：満足度はどうしましょう

王子さま　　：同じでいい

作業療法士：お話ししてくださってありがとうございました．作業療法
　　　　　　　の初めと終わりに，こういう話をすることになってるんで
　　　　　　　す

王子さま　　：大変なんだね．大人って

　作業療法士は，作業療法の報告のために，COPMの結果を記録します．
　王子さまは，花のために水やりなどする，バオバブの根を抜く，火山の
掃除，夕陽を眺めるという作業をしています[41]．また，ほかの星に行って
勉強したいと思っています．火山の掃除は遂行も満足も問題がありません
が，ほかの作業は，改善の余地があります．そこで火山の掃除はスコアの
計算から外しました[42]．特に水やりなどをする花のためにすることの遂
行度も満足度も低くなっています．王子さまの作業の問題と，それぞれの
遂行度と満足度は，COPM初回評価の結果の**表8**の通りです．遂行スコ

41）COPMでは，まず作業の問題を探します．王子さまは花との関係の取り方に悩んでいま
　　すが，COPMでは作業の問題としてとらえる必要があります．一般的に花の水やりなど
　　は「花の世話」と言いますが，王子さまの問題を表現するにはもっと適切な言葉がある
　　のではないかと，作業療法士は「花のためにすること（水やりなど）」と記載しました．

アは 6.3 点，満足スコアは 5.5 点でした[43].

表8 COPM 初回評価の結果

作業の問題	重要度	遂行度	満足度
花のためにすること（水やりなど）	10	6	1
バオバブの根を抜く	10	7	8
~~火山の煤の掃除~~	~~8~~	~~10~~	~~10~~
夕陽を眺める	9	8	9
ほかの星に行って勉強する	6	4	4

遂行スコア：25÷4＝6.3　満足スコア：22÷4＝5.5

　作業療法士は，実際の環境で王子さまが作業するところを観察しました．王子さまが水やりをする場面や，バオバブの根を抜くところを観察しました．

　作業療法士は，王子さまが行くことができる星はどの星なのか，王子さまに聞いたり，星の専門家に聞いたり，王子さまと一緒に調べたりしました．

●目的と計画の合意

　作業療法士と王子さまは，作業療法の目的について話し合いました．

作業療法士：花のためにすることに満足するというのを目標にしましょうか

王子さま　：どういうこと？　分からないよ，どうしていいか

---

42) COPM は，作業療法の成果を示すために開発された評価法なので，成果が分かりにくくなる要素は最初から外します．火山の掃除は満点で，点数の向上が見込めないので，初回評価の点数の計算には入れませんでした．

43) COPM は順序尺度なのに，遂行と満足の平均値を出すのはおかしいと思う人がいると思います．そもそも，クライエントがどう思っているかを数字で表すということが，少しおかしいので，COPM の点数はそういうものだと理解した上で利用しています．

作業療法士：花とうまく付き合うってことにしましょうか

王子さま　：そうだね

作業療法士：バオバブの根を楽に抜けるようになったらいいですね

王子さま　：それはそう

作業療法士：夕陽のことは，今のままでいいですか？

王子さま　：前は，今ほど夕陽が大事って思わなかった

作業療法士：これからも夕陽が見れるといいですね．ほかの星に勉強に
　　　　　　　行くことも目標にしますか？

王子さま　：そうだね．行けたらいいなと思う

作業療法の目標が三つ決まりました．
1. 花とうまく付き合う．
2. バオバブの根を楽に抜く．
3. ほかの星に勉強に行く．

次は，それぞれの目標を達成するために計画を立てます．

作業療法士：花は王子さまの気持ちを知ってるのでしょうか？

王子さま　：分からない．聞いたことがないから，聞いてみようかな

作業療法士：これから，水やりに花の所に行ったら聞いてみますか？

王子さま　：やってみる

作業療法士：バオバブの根を楽に抜く方法は…，王子さまが筋トレをす
　　　　　　　るとか

王子さま　：何それ？

作業療法士：王子さまの筋力を強くするんです．スポーツ選手みたいに
　　　　　　　トレーニングして

王子さま　：やだな．疲れるでしょ．疲れたら力が出ないよ

作業療法士：道具を使ったらどうでしょう．今度私が探してきます．楽

に根を抜くことのできる商品があるかもしれません

王子さま ：ヒツジはどう？　ヒツジは草を食べるんでしょ

作業療法士：そうですね．ヒツジがいれば

王子さま ：ほかの星に行ったらヒツジがいると思う

作業療法士：ほかの星にはどうやって行きます？

王子さま ：渡り鳥に頼んで乗せてもらう

計画が決まりました．

1. 花との付き合い方を知るために，王子さまが花の気持ちを聞く．
2. バオバブの茎を食べるヒツジを，王子さまがほかの星へ行って探す．作業療法士は楽に根を抜くことができる商品を探す．
3. ほかの星に乗せていって欲しいと，王子さまが渡り鳥に頼む．

●計画の実行

　王子さまは，作業療法士と別れた後，花に水やりに行きました．そして，花に聞きました．

王子さま ：君はこの星をどう思っているの？

花 ：前にも言ったでしょ．ここは寒いわ．だからあなたはガラスの覆いを持ってくるんでしょ

王子さま ：そうだよ．ぼくは，君が寒くないようにって思ってるんだ．君は幸せ？

花は咳をするだけで，王子さまの質問に答えようとはしませんでした．

●経過観察と修正

　次の夕陽のとき，王子さまと作業療法士は会って，計画が順調に進んでいるかを話し合いました[44]．王子さまは作業療法士に，花とのやりとりは相変わらずだと話しました．そこで，作業療法士は，まず王子さまが自

分の気持ちを話したらどうかと提案しました.

作業療法士：相手が自分のことをどう思っているか分からないときって，変に構えておかしなことを言ってしまうことがあります．花もそうかもしれませんよ

王子さま　：ぼくの気持ち，ぼくにも分からない．最初は，きれいだ，良いにおいだって思ったけど，花は嘘をつくんだ．ここは寒いって言うけど，ここに来たときは種だったんだから，ほかの星が寒いか暑いか知ってるはずがないんだ

作業療法士：花は王子さまに，もっと自分のことを心配して欲しいのかも

王子さま　：どうして？　自分のとげを自慢するんだよ．とげが四つあるからトラが来たって怖くないって言うんだ．それはぼくが，この星にトラはいないって言ったことが気に障ったのかもしれないけど，とにかく気難しいんだ

作業療法士：でも王子さまは，花のことが好きなんでしょ

王子さま　：分からない．でも仲良くなれたらいいなって思う

作業療法士：それを，花に話してみたら？

作業療法士は，「楽根ん」という商品を見つけ，お店から王子さまに

44）「続・作業療法の視点」のCPPFの事例では，COPMは設定のポイントで行っていますが，私は，COPMは成果測定法として開発されたので，評価と成果の評価で使用できるはずだと考えています．それだけでなく，経過観察の方法としてもCOPMを使うことは有効です．COPMを繰り返すことで，作業の問題が明確になり，クライエントの遂行と満足を確認することができます．エリザベス・タウンゼント，ヘレン・ポラタイコ編著．吉川ひろみ他監訳．続・作業療法の視点：作業を通しての健康と公正．大学教育出版，2011，pp.314-316．(Townsend EA, Polatajko HJ. Enabling occupation II : Advancing an occupational therapy vision of health, well-being and justice through occupation. CAOT Publications ACE, 2007)

6 作業療法のプロセス　103

送ってもらうことにしました．王子さまはそれを使って，前よりも楽にバオバブの根を抜くことができるようになりました．渡り鳥はほかの星に王子さまを乗せていくことを承諾してくれました．ほかの星に行ったら，王子さまは，ヒツジを探すつもりでいます．「楽根ん」を使ってバオバブの根を抜くより，ヒツジに食べてもらった方がもっと楽だと思うからです．

●成果の評価

　作業療法士は，COPM の再評価をしました．王子さまは，花と仲良くなれたらいいなと思っていると言ったそうです．すると花は少し恥ずかしそうに，「私は構わないわよ」と言い，その後はすぐに分かる嘘を言わなくなったそうです．王子さまの旅支度もだいぶ整ったようです．王子さまの COPM 再評価の結果を**表9**に示しました．10 点満点中，遂行スコアは9.3 点，満足スコアは 9 点でした．王子さまは，自分の作業をかなりうまくできると思い，満足もしています．作業療法を始めたときよりも，COPM では，遂行スコアで 3 点，満足スコアで 3.5 点の向上がありました．

表9　COPM 再評価の結果

作業の問題	重要度	初回評価		再評価	
		遂行度	満足度	遂行度	満足度
花のためにすること（水やりなど）	10	6	1	10	9
バオバブの根を抜く	10	7	8	10	9
夕陽を眺める	9	8	9	9	10
ほかの星に行って勉強する	6	4	4	8	8

初回遂行スコア：6.3　　　　　　　　初回満足スコア：5.5
再評価遂行スコア：37÷4＝9.3　　　再評価満足スコア：36÷4＝9
遂行スコアの差：9.3－6.3＝3　　　　満足スコアの差：9－5.5＝3.5

●終了

王子さまは作業療法を終了することにしました.

実際には王子さまは作業療法士に会うことがなく,花との関係に悩んで旅に出てしまいました.もし,作業療法士と出会ってから王子さまが旅立ったなら,花は「さようなら」と言わず「いってらっしゃい.待ってるわね」と言ったかもしれません.

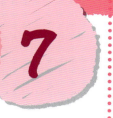

7 作業をできるようにする技能

　カナダの作業療法士たちは，作業をできるようにするために作業療法士が使う10種類の技能を考え，クライエント中心の可能化のカナダモデル（Canadian Model of Client-Centred Enablement, CMCE）と名付けました（表10）．この10種類の技能は，適応（adapt），代弁（advocate），コーチ（coach），協働（collaborate），相談（consult），調整（coordinate），デザイン・実行（design/build），教育（educate），結び付け（engage），特殊化（specialize）で，単独で使ったり，組み合わせて使ったりします[45]．

適応

　適応は，人と環境がうまくかみ合うようにすることです．いくら素晴らしい人であっても，環境に適応できないことがあります．入学したときには，はつらつとしていた学生が，クラスメートに馴染めず，勉強に興味が持てない日々を過ごすと，ひきこもったり，気分が落ち込んだりしてしま

---

45) Townsend EA他著，高木雅之，大塚美幸訳．可能化：作業療法の中核となる能力．エリザベス・タウンゼント，ヘレン・ポラタイコ編著，吉川ひろみ他監訳．続・作業療法の視点：作業を通しての健康と公正．大学教育出版，2011，pp.119-178．（Townsend EA, Polatajko HJ. Enabling occupation Ⅱ: Advancing an occupational therapy vision of health, well-being and justice through occupation. CAOT Publications ACE, 2007）
　エリザベス・タウンゼント，吉川ひろみ．作業的公正の可能化―病院での実践．作業療法 30（6），671-681，2011．

表10 作業療法で使う可能化のための10の技能

技能	技能の説明と王子さまの作業療法で作業療法士が行ったこと
適応	人と環境の相性を良くする技能です．バラの花は王子さまにとって悩みの種となる社会的環境でした．作業療法士は，花と王子さまの関係が良くなるように，王子さまに提案しました．バオバブの種がたくさんある土は，王子さまの物理的環境です．作業療法士はここにも，介入しました．
代弁	クライエントの代わりに，あるいはクライエントと一緒に主張する技能です．王子さまの作業療法では，作業療法士は代弁をしませんでした．もし，王子さまが自分一人では花と話ができないと言い，作業療法士が王子さまの代わりに花と話したなら，代弁の技能を使ったことになります．
コーチ	対話を通して，クライエントの力を引き出す技能です．王子さまは作業療法士との対話を通して，自分の問題に向き合い解決のために行動するようになりました．
協働	作業療法のプロセス全体を通して，クライエントと作業療法士が一緒に取り組んでいくことです．王子さまの作業療法でも，二人は話し合いながら，お互いに取り組むことを決めて進めていきました．
相談	クライエントが相談に来たら応じる技能です．王子さまの作業療法では，王子さまが相談に来たわけではないので，この技能は使いませんでした．
調整	クライエントの作業をできるようにするために，関係者や関係機関をつなぐ技能です．王子さまの作業療法では，王子さま，花，渡り鳥，バオバブの根を抜くための商品販売店が，王子さまの作業をできるようにするためには関係していました．作業療法士が調整したのは，バオバブの根を抜くための商品販売店と王子さまをつないだことくらいです．もし，王子さまが渡り鳥を利用するための許可をとることができなかったら，作業療法士が調整に入ることもできました．
デザイン・実行	バオバブの根を抜く道具を，作業療法士が設計して作製したなら，デザイン・実行になります．王子さまが渡り鳥を使ってほかの星に行くことがうまくできるように，渡り鳥ツアーの参加準備イベントを企画して実行したなら，これも，デザイン・実行の技能を使ったことになります．
教育	行うことを通して学習してもらう技能です．王子さまの作業療法では行われませんでしたが，渡り鳥の乗り方を実際にやってみながら学んだり，バオバブの根を抜く道具を使いながら，使いこなせるようになっていくことを奨励したなら，教育の技能を使ったことになります．
結び付け	人と作業を結び付ける技能です．王子さまの作業療法では，COPMで挙がった作業の問題に王子さまが取り組むことができるよう，作業療法士は適応，コーチ，協働の技能を使いました．
特殊化	特別な専門的な理論や技能を使うことです．王子さまに花との接し方について作業療法士が提案したことは，発達理論に基づいていたと考えられます．王子さまも花も，エリクソンの心理社会的発達理論の思春期に相当すると仮定すると，アイデンティティ確立のために，自分を振り返る必要があるのです．また，もしバオバブの根を抜く道具を作業療法士が作製したなら，人間工学的な知識や作製技術が必要となったでしょう．

います．これは，その学生に問題があるというよりも，学生と環境の適合性に問題があるのです．

　不適応状態を適応状態にするためには，二つの方針があります．人を変えて適応を図ろうとする方針と，環境を変えて適応を図ろうとする方針です．

　多くの場合，人より環境を変える方が効果的です．入学したときのクラスメートには全く馴染めなかったのに，留年して次の学年のクラスメートとはとても良い関係を築くことができて，勉強もサークル活動もアルバイトも順調になったということがあります．

　いろいろな環境を知っていたり，豊富な経験があったりすると，環境が変わっても適応しやすい人になっていくこともあります．挨拶して相手に無視されることも，慣れてしまえばあまり気にならなくなります．相手の人生にとって自分は重要ではないと分かれば，自分の人生にとってもその相手は重要ではないのです．この世界で自分にとって重要なことは何かを考えれば，環境との折り合いのつけ方も見えてくるかもしれません．

　王子さまが旅に出たのは，花との折り合いがつかず，花のいる環境に不適応となったからだと考えることができます．バオバブの根を抜くのも大変だったのかもしれません．でも今は，王子さまは花のことを前より理解できるようになったし，バオバブの芽を食べるヒツジも手に入れました．きっと今度は適応できると思います．ここで使われた適応の技能を使ったのは，王子さまに絆を結ぶことを教えたキツネと，ヒツジをあげた（ヒツジが入った箱の絵をあげた）おじさんです．

　作業療法士は，人と環境との適応を柔軟にとらえて，動きそうなところから働きかけを行います．クライエントの環境を見極め，クライエントと環境との適合具合を知るところから作業療法を始めます．そして，道具や材料を持ち込んだり，支援者を探したり，作業のやり方を変えたりしながら，クライエントと環境との適応を図ります．

✦ 代弁

　これはアドボケイトという技能で，当事者に代わって主張するという代弁だけではなく，当事者と一緒に主張していくことも含みます．

　社会には，自分の主張を通しやすい立場にいる人と，自分の声を他者に届けることが難しい立場にいる人がいます．社会のあり方を決めるのは，その社会の多数派（マジョリティ）の考えや都合です．大勢が住む町では，公共交通機関も便利で，お店もたくさんあります．大勢の人が欲しいと思う物は，工夫が施されて大量生産されるので，良い物が安く手に入ります．患者が多い病気は，研究のための資金を獲得しやすく，大勢の患者の協力を得て，治療法の研究が進みます．

　社会の少数派（マイノリティ）は，多数派が作る社会で不便な思いをすることがあります．人口が減少する町では，鉄道は廃線になり，バスの本数は減らされます．店も少なく，品物も限られてしまいます．患者が少ない病気は，なかなか診断がつかなかったり，誤解されたりします．患者数が少ないと研究も進みません．

　カナダモデルでは，マジョリティであっても，マイノリティであっても，人はみんな違うという前提があります．マジョリティに合わせるのではなく，一人一人の違いを大切にするなら，一人一人が主張する必要があります．そうすることで社会は，多様性に対してより寛容になっていくでしょう．

　おじさんは飛行機の操縦士になって，うまく社会に適応していますが，気持ちとしてはマイノリティなのかもしれません．数字の好きな大人にうんざりしているし，ゴルフやネクタイの話よりもしたい話があるのに，話し相手がいないようですね．社会の中にはおじさんと同じような気持ちの人がいるかもしれません．でもマイノリティは，声を上げにくいので，世の中の人々はマイノリティの思いを知らないのです．そんなとき，作業療

法士は代弁者になることができます．作業療法士は，おじさんのような人にとって意味のある作業は何かを主張する役割を担うことができるのです．そのときには，おじさんたちも一緒に活動することになるでしょう．大人だっていろいろな人がいるはずですから．

🌠 コーチ

　これは，人材育成などで活用されているコーチングです．上司が部下に，先生が生徒に，コーチが選手に，質問し対話することで，相手が自分で気づき，自分で決め，自分で成長していく力を引き出していく技能です．

　クライエントの強みに着目し，クライエント自身がそれを認めるようにかかわります．自分の良さを自分が分かることで，自分自身についてしっかりと考えることができます．そうすれば，今の自分の状態を的確に把握でき，ほかに何が必要かを判断することができます．

　クライエント自身が自分の目標を発見することも重要です．作業療法士は，クライエントが目標を発見できるように，これまでの行動を省察してもらったり，行動のフィードバックを提供したりします．そうすることで，クライエントは自分をより客観的にとらえることができます．

　どんなフィードバックをするかが重要です．おじさんの最初の絵に対する大人たちのフィードバックは，おじさんの絵を描くことに対する意欲を削ぎ落としました．おじさんは，象を呑み込んだ大蛇を描いたのに，大人たちは帽子だと言いました．おじさんは，親切に大蛇の中身の象を描いてみせたのに，大人たちは絵を描くより勉強をしろと言いました．おじさんは，すっかり絵を描く自信をなくしてしまったのです．

　王子さまのフィードバックは素晴らしいものでした．おじさんは，王子さまから自分の絵を，病気のヒツジだとか年寄りだとか言われながらも，

ヒツジの絵を描き続けました．

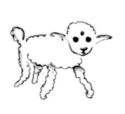
びょうきのヒツジだよ

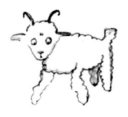
これはオヒツジだよ

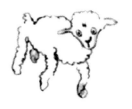
これはヨボヨボだよ
（文献1より引用）

　そしておじさんは，ヒツジの入った箱の絵を描くことで，王子さまから喜ばれるという経験をしたのです．おじさんは，とてもうれしい気持ちになったと思います．自分の発想力，自分の描いた絵が認められた瞬間でした．

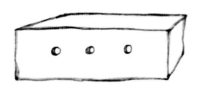
こういうのが欲しかったんだ！
（文献1より引用）

　おじさんは，その後も絵を描き続けています．王子さまは，おじさんの絵を描くという作業を続けることができるように，コーチをしたことになります．
　コーチはクライエントの力が最大になるように，クライエント自身が自分の力を最大に使えるようになるようにかかわります．

🌟 協働

　共同も協同も協働も「きょうどう」と読み，意味も似ています．英語ではコラボレーションです．協業と訳している人もいます．ここでの協働は，違う特徴を持つ人たちが，それぞれのやり方で一緒に取り組んでいくことです．同じことを同じように行うことではありません．

　うまく協働できると，作業の成果が上がります．おじさんと王子さまはとてもうまく協働しました．王子さまは，バオバブを食べるヒツジが欲しくて，おじさんは絵を描くことができました．でもおじさんが絵を描くには問題がありました．おじさんは象を呑み込んだ大蛇の絵を理解してもらえなかったことで，自分には絵なんか描けないと思っていたからです．でもおじさんの大蛇の絵を王子さまが理解したことから，おじさんはヒツジの絵を描く気持ちになりました．おじさんにとってはヒツジの絵を描くことは挑戦でした．王子さまは，最初はおじさんの描いたヒツジに満足しません．でもおじさんがまたヒツジの絵を描いたのは，王子さまの欲しいヒツジを生み出すという共通の目標に向かって自分のできることをしようとしたからです．王子さまもおじさんの気持ちを気遣いながら，どんなヒツジが欲しいか注文を出しました．そしてついに，王子さまもおじさんも満足できるヒツジ（ヒツジの入った箱）が生み出されたのです．

　クライエントが何をしたいか，どんなふうになったら満足かについての最も重要な情報源はクライエントです．クライエントがその情報源を開示してくれなければ，クライエント中心の作業療法を行うことはできません．

　作業療法士は，作業についての専門家です．ある人がある環境の中でどんな作業ができそうか，その作業をするのに求められる能力や環境は何か，いくつかの作業があれば，どれが簡単でどれが難しいか，どんな道具や材料が作業をより楽に効率よく安全にできるようになるかなどを，知っている作業の専門家です．でも，その作業がそのクライエントにどんな意

味があるかは，クライエントから教えてもらわなければ分かりません．というわけで，クライエント中心の作業療法を実践するためには，協働は不可欠です．

　協働は，クライエントのために行われますが，作業療法士のためにもなります．共に何かに取り組むことは，取り組んだ人双方に喜びをもたらすのです．協働は，作業療法士がクライエントを治療対象とみてコントロールしようとするようなやり方とは，全く違うものなのです．

相談

　相談とは，クライエントから持ち込まれた困りごとなどに応じることです．クライエントが作業療法士のいる所へ来て，相談するという場合があります．相談は，クライエントから出された相談内容から出発します．相談されていないことに作業療法士がかかわることはありません．クライエントから情報を得た作業療法士は，自分の知識を使って問題を分析したり，解釈したりします．必要だと思えば，ほかの専門職やサービス機関を紹介します．作業療法士は，できる限り良いと考える方法をアドバイスします．作業療法士のアドバイスをクライエントが受け入れるかどうかは，クライエントが決めます．

　最近は，あちこちに相談する場所があります．学校にも学生相談室があるし，会社やお店にも相談窓口があります．それぞれの相談場所には得意不得意があります．相談内容に合った場所で相談することが重要です．世の中の人々は，作業療法士には，どんなことを相談すると良いアドバイスをもらえるかについて知っているでしょうか．今のところはあまり知られていないかもしれません．作業療法士は作業についての相談が得意だということを広く知ってもらう必要があります．「したいことやする必要のあることがうまくできないと思っている人は，どうぞ作業療法士にご相談く

ださい」というキャンペーンがあれば，作業療法士に相談する人が増える
かもしれません．

　おじさんは，象を呑み込んだ大蛇の絵を理解されなくてがっかりしている
ことについて，作業療法士に相談するかもしれません．作業療法士は，
「この絵を理解してくれる人がこれから現れるかもしれないから」と言う
かもしれません．おじさんは，「自分も同じ意見だな」と思うでしょう．
あるいは作業療法士は，「この絵は大人に分からない可能性が高いから，
もう大人にこの絵を見せるのは，やめたらどうですか」と言うかもしれま
せん．おじさんは，ちょっとむっとして，「あきらめないぞ．この絵を理
解する大人がいるかもしれないじゃないか」と思うかもしれません．

　相談を始めるのも相談結果の価値を決めるのも，クライエントです．

🎺 調整

　作業がうまくできるように，関係者や関係機関とのネットワークを作っ
たり，関連するサービスなどを統合したりすることが調整です．

　地理や算数の勉強をしろと言う大人ばかりではなく，子どものための美
術教育を探求している大人もいることを紹介することができます．絵はユ
ニークであるほど価値があるという考えを子どもたちが知ったら，絵を描
くことがもっと楽しくなるでしょう．自分だけの表現，自分独自の個性が
大事なのだという価値観があることを，多くの人々が理解するように，関
係者や関係機関とネットワークを作り活動していくことができます．

　王子さまが地球に来る前に立ち寄った星は，それぞれ独立して存在して
いましたが，星と星をつなぐ調整役がいたらいいかもしれません．調整役
によって，王様に点灯人のことが伝わったら，王様は点灯人にガスをつけ
たり消したりしなくてよろしいと命令するかもしれません．そうしたら，
点灯人はゆっくり休むことができます．地理学者が探検家の間をつなぐこ

ともできるでしょう．探検家の話を地理学者に伝えたり，探検家が見つけた証拠品を地理学者に届けたりすることもできます．

　調整は，クライエントと一緒に行うこともありますが，クライエントとの話し合いの結果，作業療法士が連絡したり交渉したりすることが多くなります．未知の人との交渉は緊張するし大変ですが，相手を尊重し，丁寧に，分かりやすく話していくうちに，ネットワークが形成され，その後の調整が容易になります．

デザイン・実行

　自助具を作製して，クライエントがうまく使えるようにすることも，プログラムを考えて実行することも，デザイン・実行の技能になります．物やサービスを計画して行うことです．

　おじさんは，大人になってからも，象を呑み込んだ大蛇の絵を持ち歩いて，話が分かりそうな人にはその絵を見せ，分かってもらえなくてがっかりすることを繰り返していました．作業療法士は，象を呑み込んだ大蛇の絵の柄のネクタイを作ることを提案するかもしれません．そうしたら，もっと自然におじさんと話が合う人を見つけられると思います．もしも，誰かが「あっ，そのネクタイ，象を呑み込んだ大蛇だね」と言ったら，とてもうれしくなると思います．

　夕陽を見る会などのイベントを企画することもできます．一人で夕陽を眺めることも素敵だと思いますが，みんなで見る夕陽もいいものだと思います．案内状を作って配ったり，送迎の手配をしたり，軽食の準備をしたりするかもしれません．クライエントと一緒に計画して実行すれば，達成感も高まると思います．

　デザイン・実行は，アイデアを出し合い，計画を練って，戦略を立てて，実行することです．

🐦 教育

　教育は，クライエントにとって必要な情報や技能を教えることです．目的に応じて，有効な教育方法があります．覚えて役立つ知識もあれば，繰り返し練習して上手になる技能もあります．

　作業療法の教育では，特に「為すことによって学ぶ（Learn by doing）」ことを強調します．これは，ジョン・デューイというアメリカの学者が世界に広めた教育法です[46]．実験したり，経験したりすることで，学びがしっかりと身につくという考えです．行うことを通して教えることができるようになるためには，先生も行うことを通して学び続けている人でなければなりません．

　行うことを通して学ぶことは，作業療法の伝統的で基本的な考えともつながります．世界作業療法士連盟の作業療法士になるための教育の最低基準では，3000時間の教育内容のうち，1000時間を実習に充てています．作業療法士になるための教育も，クライエントの作業療法における教育も，実際に行うことを重視しているのです．

　作業は，行ってみないと分からないところがあります．やる気になって行ってみたら，自分に向いていないことが分かったり，誘われて断りきれずに行ったところ，案外面白いことに気づいたりすることがあります．実際に作業を行う実践を，「作業を基盤とした実践」と呼びます[47]．

　王子さまはキツネと少しずつ距離を縮め毎日会って話すことで，絆を結ぶことを，経験を通して学びました．この学びは，王子さまの花が特別な花だという気づきにつながりました．王子さまは，言葉じゃなくて，花がしたことを考えるようになりました．

46）ジョン・デューイの教育法は，日本の総合学習の時間などに取り入れられています．
　　（ジョン・デューイ著，市村尚久訳．経験と教育．講談社学術文庫，2004）

116　2章　カナダの作業療法

　キツネは王子さまに，一番大切なことは目に見えないということも教えました．王子さまが花のために費やした時間，王子さまが心を込めて花のために作業をしたことが，王子さまと花との絆となったのです．

　知識や技能を教える方法はいろいろありますが，作業療法で最も重要な教育法は行うことを通して学ぶ方法です．実際に行ってみて，初めて分かることがあります．行いながら，良いやり方に気づくことがあります．実際に作業をすることは，優れた教育方法なのです．

結び付け

　作業を通して人や環境が変化することを期待して，人と作業を結び付けることです．

　王子さまは，おじさんと絵を描くという作業を結び付けました．子どものころの大人たちの反応から，長年絵を描くことをしなくなっていたおじさんは，王子さまから「ヒツジの絵を描いて」と頼まれたことで再び絵を描きました．

　王子さまに絵を描いてと言われたおじさんは，最初は断りました．飛行機が砂漠に不時着して，絵を描くどころではなかったからです．それでも王子さまはあきらめませんでした．おじさんは，象を呑み込んだ大蛇の絵

---

47) アメリカの作業療法士のアン・フィッシャーは，クライエントが実際に作業を行うところを観察評価したり，クライエントが実際に作業を行ないながらできるようになっていく実践のことを，作業基盤の実践（occupation-based practice）と呼びました．一方，作業を行わずに，作業の話をしたり，作業を行うために必要な環境調整をしたりする実践を，作業焦点の実践（occupation-focused practice）と呼び，両者を区別することを提案しました．作業基盤の実践と作業焦点の実践の両方をまとめて，作業中心の実践（occupation-centered practice）と呼ぶことを提案しました．作業中心の実践こそ，本来の作業療法です．Fisher AG. Occupation-centred, occupation-based, occupation-focused : Same, same or different? Scandinavian Journal of Occupational Therapy, 20 (3), 162-173, 2013. この文献は翻訳されています．吉川ひろみ訳：作業中心，作業基盤，作業焦点：同じか，同じだったり違ったりするのか．作業療法教育研究，13：47-69，2013

を見せて，絵を描くことを断ろうとしました．すると，王子さまは，今まで誰も理解できなかったその絵を理解したのです．そのときです，おじさんがヒツジの絵を描く気になったのは．

　それから，おじさんはヒツジの絵を3枚描きますが，王子さまは満足しませんでした．私は，こんなにダメ出しをされたら，絵を描くのを嫌になってしまわないかと心配でしたが，おじさんは，ヒツジの入った木箱を描くという発想の転換をします．木箱を描くことはおじさんが考えました．頼まれた絵を描くことと自分で考えた絵を描くことには，大きな違いがあります．相手の気に入るように行う作業と，相手が気に入らなくたっていいと思って行う作業とでは，自分との結び付きの強さが大きく違います．周りがどうでも，自分が満足したり納得したりする作業をすることが重要なのです．

　おじさんの予想に反して，王子さまは木箱の絵を気に入りました．ここでさらに，おじさんと絵を描くという作業との結び付きが強まります．頼まれて行って満足を得るより，自分から行って予想外の満足を得る方が，作業が与える自分への影響が大きくなるのです．

　王子さまと別れてからもおじさんは絵を描き続けます．誰かに頼まれたのではありません．王子さまのことを，みんなに伝えるためです．そしておじさんが王子さまのことを忘れないためです．おじさんにとって絵を描くことは，特別な作業になりました．おじさんの人生を豊かにし，この絵を見る私たちの人生も豊かにしてくれます．おじさんが年をとって絵を描かなくなっても，おじさんは絵を描く人であることには変わりがありません．おじさんの絵があるからです．おじさんの絵はおじさん自身がどんな人かを表し，おじさんを忘れ難い本の著者にし，世界中のおじさんと同じ気持ちでいた人たち同士のつながりを作りました．

　人生を代表する作業に巡り合えた人は幸せだと思います．人生を通してしっかりと結び付く作業があれば，いろいろな苦難を乗り越える力になる

と思います．人と作業との巡り合いを支援し，人と作業との結び付きを強めることが，作業療法士の仕事です．

🍣 特殊化

疾患や障害に合わせて開発された治療法や技術を使うことです．

おじさんが不時着したときに，骨折していたら，骨折部位は装具で固定します．身体の一部が固定されるといろいろな活動をすることが不便になるので，机や椅子の高さを変えたり，手すりを付けたり，自助具を使ったりして，心身機能障害があっても作業をできるように工夫します．これは代償的アプローチです．代償的アプローチには，生体力学的知識を使って装具や自助具を作製する技能が必要です．

酒びたりがアルコール依存症であれば，精神療法や断酒会への参加を勧めます．精神療法には，個人で行うものと集団で行うものがあります．セラピストには，カウンセリング技能や，集団プロセスを使う技能が必要です．

医学研究は日進月歩なので，最新で最良の研究結果に基づいて治療を行わなければなりません[48]．効果が証明されているアプローチを行うためには，そのアプローチに必要な技能を修得しなければなりません．特殊化の技能を使うためには，継続的な情報収集と学修が必要となります．

クライエントの作業をできるようにするための10の技能は，組み合わせて使います．特殊化の技能だけを専門技能だと思っている人もいますが，他の9の技能がとても重要なのです．

---

48) 実際にその治療が効果を上げるかどうかを確かめた研究結果に基づいて医療を行うことを，エビデンスに基づいた医療（evidence-base medicine：EBM）と呼びます．同様に，エビデンスに基づいた作業療法（evidence-based occupational therapy：EBOT）も推奨されています．

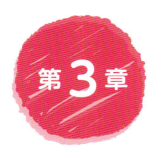

カナダモデルの影響

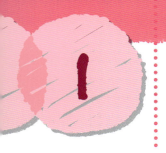

カナダモデルを知った作業療法士たち

　私が出会った作業療法士たちが，カナダモデルを知ったらどうなるかを想像してみました．

●器用さん

　器用さんは，クライエントが作っているお花の刺繍を見ながら，クライエントにとってこの刺繍をすることは，レジャーなのかしら，生産活動なのかしらと考えました．刺繍をすることを楽しいと思っていればレジャーだけど，リハビリテーションの訓練の一つだと思っていたら生産活動ということになります．刺繍をする環境はどうかといえば，道具は作業療法室の物だし，刺繍をしている場所も作業療法室です．クライエントは，病院側が決めたスケジュールに従って作業療法室にやってきて，作業療法士の手伝いを受けて，刺繍をしています．

　刺繍の図案集を見ながら，この花の図案をクライエントが選んだことを，器用さんは思い出しました．クライエントは図案集をゆっくりと注意深く見ていたのです．その様子から，クライエントは刺繍に興味があるのだと感じた器用さんは，クライエントの選んだ図案は少し難しいと感じたけれど，何も言わずにその図案で作ることにしたのでした．

　器用さんは少し不安になりました．クライエントは，この刺繍をすることをどう思っているのだろう．

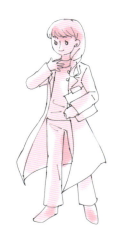

点灯人のように，指示されたからやっているだけなのかもしれません．器用さんはクライエントに聞いてみようと思いました．クライエントの家族にも聞いてみようと思います．今までに刺繍をしたことがあるのか，刺繍は好きか，もっとほかにやりたいことがあるかどうか．

●遊び訓練士さん

　遊び訓練士さんが信じる作業療法の目的は，子どもの発達を促進することです．ボールを握れるようになったら，ボールを離せるかどうかを見ます．その次は投げられるかどうかです．いくつかのボールの中から選んで，握り，腕を回して投げる．次はルールに従って，それができるようにしていくのです．見て，判断して，身体を上手に使っていくことができれば，遊びのレパートリーが広がり，いろいろな作業ができます．だから，少々嫌がったり，泣きそうになったりしても，がんばらせなければいけないのです．

　カナダモデルを知ってから遊び訓練士さんは考えました．子どもそれぞれにスピリチュアリティがあるということは，子どものそれぞれに個性があるということ．「それではこの子の個性は何だろう」と考えました．訓練室では主に身体的要素，それに関連する認知的要素を見ているだけなので，考えても分かりませんでした．訓練室という環境は，感覚運動機能を高める物で満ちています．この環境は，この子の環境ではありません．この子の環境は家と保育園です．この子のしたいこと，家や保育園でする必要のあることは何か，それを調べることにしました．遊びを訓練に使う前に，この子が普段どんな遊びをしているのか，知る必要があると考えたのです．

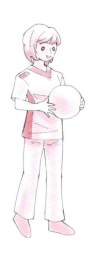

● スポーツ万能さん

　スポーツ万能さんは，世の中の人がみんな自分ほどスポーツ好きだとは思っていませんが，スポーツは人生を生き抜くさまざまなことを教えてくれると信じています．デイケアに通う青年としばらく卓球を続けていますが，青年に目に見える変化はありません．彼に，「就職したいんだろう」と聞くと，「そうですね」と言うし，「まず，卓球で体力をつけよう」と誘うと，「分かりました」と言いました．でも，何だか気合いが入っていないなと思います．心を一つにして，目標に向かうという雰囲気になっていない気がします．これは，クライエントと作業療法士の協働ではないのではないかと，スポーツ万能さんは思いました．

　スポーツ万能さんは，青年のことを思い出しながら考えました．青年が生き生きとした表情を見せることはあっただろうか．「そうですね」とか「分かりました」以外の言葉を自分から話したことはあっただろうか．「分かりません．決めてください」「分かりました」と無表情で答える青年の姿を思い出しながら，この青年は何かを自分で決めて取り組んだことがないのではないかと，考えました．みんなから応援されて，自分もがんばって，成功したことなどないのではないか，周りの大人たちが勝手に基準を決めて，その枠に当てはまらない青年を責めていたのではないか．青年はこれまで，作業を通して成長したり，作業を通して自分の環境を変えた経験をしていないのではないか．スポーツ万能さんは，何だかとても悲しくなりました．

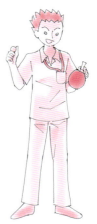

　人は環境に対して，全く無力ではないはずです．スポーツ万能さんは，明日から青年と一緒に，いろいろな活動を試してみようと思いました．これはコーチの技能を使うことになるでしょう．それぞれの活動に青年がどのように取り組むのかをしっかりと見て，それぞれの活

動を青年がどう感じたかを聞いてみようと思います．また，スポーツ万能
さんは，青年が一生懸命取り組めそうな活動が見つかったら，それを一緒
に行い，一緒に楽しんだり，工夫したりしてみようと考えています．これ
らの活動を通してきっと協働できるようになるでしょう．青年にとって意
味のある作業を通して，青年が回復し，成長し，青年が生きる世界に変化
を起こせるかもしれないと考えると，スポーツ万能さんの気持ちは明るく
なり始めました．

●自然派さん

　自然派さんは，自分はクライエント中心の実践をしていると思っていま
した．でも，クライエントと作業療法士がパートナーになることが，クラ
イエント中心だとすると，自分の実践とは違うと思いました．自然派さん
は，「パートナーってどういうこと？」と思いました．病院の畑で患者た
ちの様子を見ながら，この人たちにとって自分はどんな存在なのだろうと
考えました．

　自然派さんは，一人の患者に聞いてみることにしました．患者に聞くこ
とは，自然派さんにとって勇気のいることでした．患者は何も言わないか
もしれない，分かりましたと言うかもしれないと，予想
していました．

　そして自然派さんが「別の作業療法士と交替しても
いいかな」と聞くと，その患者は「あなたがいるから，こ
こに来ているのに，あなたがいなくなったら，もうここ
には来ない」と言いました．自然派さんは，自分が認め
られたようでうれしい気持ちになりましたが，すぐにこ
れは少し違うかもしれないなと思いました．この患者が
結び付いているのは作業ではなく，人だったからです．
この患者に結び付く作業は何だろうと自然派さんは考え

ました．そして，自分と一緒だったらほかのいろいろな作業を行うかもしれないなと予想しました．これからは，畑以外の作業を患者といろいろやってみながら，その様子を観察しようと思いました．

● 文学好きさん

　文学好きさんは，さまざまな障害を持った人々の生活を知ることで，自分の考え方や表現の幅が広がっていると感じていました．でも，それがクライエントのためになっているかどうかを考え直しました．人生は運と偶然によって決まるものだし，すべての人は自分の置かれた場所で生きなければなりません．COPM をすることは，こうした人生の複雑さや機微を削ぎ落して，単純化してしまっているような気がして好きになれませんでした．作業療法の成果を数字で表す必要性が本当にあるのだろうかと疑問に思います．数字の好きな大人たちに合わせるなんて嫌だと思いました．とはいえ，病院の中は数字だらけです．

　作業療法士は何をやっているんだといらいらしている人もたくさんいます．分かりやすく説明しろと言われることもあります．これまでのように，分かる人に分かればいいという方針で，いつまでやっていけるか不安もあります．文学好きさんは COPM をやってみようかなと思いました．そしてクライエントの人生に，もっと積極的にかかわっていこうと思います．作業療法を分からない人がいるのは構わないけれど，クライエントにも作業療法が何か分からないのは困ると思いました．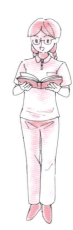

● 謎の微笑みさん

　謎の微笑みさんは，一番大切なことは目に見えないという言葉が好きです．簡単に手に入れた答えよりも，分からなくて思い悩む末に得た答えが

大事だと考えています．作業療法の成果も大切なので，目に見えないのは当然です．それでも，カナダの作業療法士たちが，大切なことは見えないことを承知の上で，作業療法の大切さが伝わるように努力していることを知りました．

　カナダモデルはまだまだ不十分でもっと考えることがあるけれど，ここまで考えてきたことが発展するように，これからも考え続けて欲しいと思いました．そして自分も，考えていこうと決意しました．世界中の作業療法士やクライエントと一緒に，考えを深め，行動していくことができれば，世界はより良いものになると思いました．

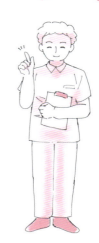

● 好感度 No.1 さん

　好感度 No.1 さんは，自分が使っている技能は，結び付け，コーチ，協働といろいろあるなと思いました．さらに自分にはもっとできることがあると気づきました．作業療法は，社会的文脈や実践の文脈によって大きな影響を受けていることを実感していたからです．クライエントが社会の中でもっと自由に意味のある作業をできるようにするために，地域のいろいろな立場の人や機関とのつながりを作っていくことができそうです．自分は調整が得意な気がします．一度出会った人は，だいたい自分のことを覚えていてくれるし，講演に呼ばれることも多くなっています．みんなが自分にとっても社会にとっても意味のある作業ができるような社会を作っていこうと，希望が高まりました．職場の雰囲気を変える必要もありま

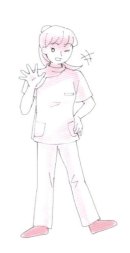

す．今は楽しい職場作りに自分は貢献していると思うけれど，作業療法がやりやすいとは言えません．作業よりも，病気や障害，家族関係や経済状況によって，クライエントがどんな作業をするかが決まってしまっているようです．もっと作業のレパートリーを広げよう，作業の機会を増やそう，ますます意欲がわいてきました．

● **カリスマさん**

カリスマさんは，当たり障りのないことを言って，身綺麗にしていることで今の状態が保たれているのだと気づいていました．同僚やクライエントが思っている自分と，本当の自分は違うような気がします．そこで，もっと自分を表現していこうと思いました．クライエントとパートナーになるためには，具体的に物事にかかわり，喜怒哀楽を共にするようにした方がいいのかもしれません．その結果，意見の違いが明らかになって，がっかりされたり，嫌われたりするかもしれません．それでもクライエントと共に歩んでいくためには，自分の考えを持ち，主張していく必要があります．自分自身が作業を通して変化すること，自分が行う作業によって環境を変えていくこと，それがこれからの課題です．カリスマではなく，一人の作業療法士として，一人の人として，成長していこうと決意しました．

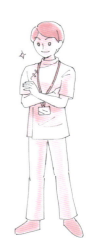

● **神の手さん**

神の手さんは，最近「作業」を連発する作業療法士が増えたと感じています．作業とは意味のある活動の集まりだと言うのだから，まず活動が大事で，活動するためには動作が必要です．滑らかな動作を引き出すために磨きをかけてきたセラピストとしての技に誇りを持っています．患者の動

かない腕を，前より動くようにすることができる「神の手」を手に入れるために，これまで努力をしてきたのです．そして，カナダモデルでは，これを特殊化の技能と言うのだということを知りました．自分はほかの技能を使っているのだろうかと考えました．そもそも作業にかかわっているだろうか．作業に関係しない身体的要素にだけかかわっているのではないか．できるようになった動作は，食事やトイレのときに生かされているはずですが，確かめたわけではありません．患者のスピリチュアリティを感じる作業は何だろう．患者は作業療法の成果をどう考えているのだろう．患者は自分の作業をしやすい環境にいるのだろうか．神の手さんは，自分の関心が，自分自身の技から，患者の認知的要素や情緒的要素，物理的環境や社会的環境，作業へと移っていくのを感じました．

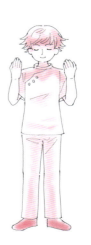

2 リーズニングの変化

　私がカナダモデルを知ってから，作業療法についての考えがいろいろと変わりました．何を聞くのか，何を見るのかが変わると，その後に続く行動が変わります．その行動の理由を考えることをリーズニングと言います．

　共通する特徴や興味を持つ集団をコミュニティと言います．そこで，若い作業療法士たちのコミュニティをクライエントとして，作業療法のプロセスを考えてみたいと思います．

　私は，30年近く作業療法学科の教員をしているので，たくさんの卒業生を知っています．研修会などで大勢の作業療法士たちにも会います．その中で「本当の作業療法をしたいけれど，できない」と話す若い作業療法士が大勢います[49]．COPMとAMPSをすれば，作業療法らしい作業療法ができるというのが，今までの私の答えでした[50]．COPMとAMPSを使う作業療法士は，少しずつ増えてはいますが，COPMとAMPSを使っても，作業療法がうまくできないと言う作業療法士はたくさんいます[51]．

---

49) クライエントが，うまくできない作業があると認識し，作業療法士にそれを伝えたとき，作業療法が始まります．CPPF（カナダ実践プロセスモデル）の開始に相当します．この場合，クライエントである若い作業療法士たちが，本当の作業療法をうまくできないと認識し，作業療法士である私に伝えたときに相当します．

50) COPMはカナダ作業遂行測定（Canadian Occupational Performance Measure）で，カナダの作業療法士6名が開発しました．AMPSは運動とプロセス技能評価（Assessment of Motor and Process Skills）で，アメリカの作業療法士が開発しました．本を2冊書きました．吉川ひろみ．作業療法がわかるCOPM・AMPSスターティングガイド．医学書院，2008．吉川ひろみ，齋藤さわ子編．作業療法がわかるCOPM・AMPS実践ガイド．医学書院，2014．

2　リーズニングの変化　129

作業療法士がクライエントの作業にかかわる仕事だと社会的に認められていたら，勤務する組織から作業にかかわることを求められていたら，COPM と AMPS の結果に基づいて，クライエントの個別の作業にかかわり，作業上の成果を COPM と AMPS で再評価することが容易になるでしょう．

　「機能訓練」や「リハビリ」を期待する社会的脈絡や実践の脈絡では，COPM をしても，その後すぐに，心身機能評価をして，心身機能向上を目指すアプローチをすることになってしまい，決してクライエント中心の作業療法にはなりません．作業を治療として使わなくても誰も文句を言わないのです．クライエントがしっかりと結びつくことのできる作業を探し，その作業をできるようにアプローチをせずに，別のことをしている作業療法士は，なぜそうするのでしょうか．その理由を考えることができます．行動の理由を言葉にするとリーズニングが見えてきます．何が自分の行動を方向付けているのか，自分自身に問いかけてみましょう．

　AMPS は 5 日間の講習会に参加して，10 名分のデータを提出して，換算コードを受け取らないと認定評価者になることができない評価法です[52]．私は AMPS 講習会の講師を 2000 年から 17 年間務めています．熱心な作業療法士たちに大勢会いましたが，講習会後も AMPS を使いこなしている人はわずかです．AMPS は，クライエントの生活に関係がある作業をするために必要な道具や材料を準備して，作業遂行を観察して，マニュアルを見ながら採点して，報告書を書くので，相応のエネルギーが必要となります．

　一方，作業療法室にある物品を使って，作業療法士が決めたプログラムを行うことは，クライエントと話し合いながら，クライエントの環境にか

51）これは，CPPF の社会的脈絡と実践の脈絡が影響しています．
52）Center for Innovative Occupational Therapy Solutions Japan（CIOTS JAPAN）ウェブサイト＜http://amps.xxxxxxxx.jp/（2018 年 4 月 27 日）

かわり，実際にクライエントの作業を行うよりも，ずっと簡単です．

　クライエントと一緒に作業を探したり，クライエントの作業の準備をしたりすることは，時間とエネルギーが必要で，通り一遍の「リハビリ」をする方が簡単だから，クライエント中心の作業療法ができないのだという私のとらえ方は間違っているかもしれません．そこで，若い作業療法士たちがどんな実践をしているか，なぜそれをしているのか，できるだけ詳しく教えてもらうことにしました[53]．

　本当の作業療法をするという目的のために，事例報告会で参加者同士が発表し合うことにしました[54]．

　事例報告会では，COPM や AMPS を使った事例発表が行われました．COPM で作業を決めて，遂行度と満足度を聞いてはいるけれど，一番大切な作業が含まれているのかどうか，疑問に思うことがあります．AMPS の課題リストに，クライエントにとって大切な作業が含まれているとは限りません．AMPS はいろいろな作業が楽に効率よく安全に自立して行うことができるかどうかの指標としては，とても優れています．でも，AMPS 課題リストには，クライエントの独自性を表すような作業や，クライエントの環境をより良い状態に変えていく力を持つ作業が含まれていないことの方が多いのです．COPM で挙がっている作業も，クライエントが強く結び付きたい作業なのかどうか疑わしいことがあります．どうしたら良いのだろう．私はクライエントと共に，考え続けています[55]．

　事例発表会に参加する作業療法士は，依然として作業を中心とした実践ができないと言います[56]．私は目的と計画の合意のポイントに戻ろうと思います．

53）不定期に，若い作業療法士に会ったときに，話を聞いていくと決めたことは，CPPF の設定に相当します．
54）これは，CPPF の目的と計画の合意に相当します．
55）これは，CPPF の計画の実行，経過観察と修正に相当します．
56）クライエントの声を聞くことは，CPPF の成果の評価に相当します．

「本当の作業療法をする」という目的は，曖昧なのかもしれません．若い作業療法士たちともっとしっかりかかわって，理想の自分像をイメージできるようにする必要があります．私のような年齢も経験も違う先輩作業療法士と，若い作業療法士との間に，力の不均衡が生じるのは当然です．この力の不均衡を少なくするように努力しなければいけません．協働のためには力の共有が不可欠です．若い作業療法士たちが，どうすれば自分のしたいことや，する必要のあることを見つけられるかを慎重に見ていきたいと思います．そして将来のビジョンに向かって，可能性の見通しが広がり，自分で選んでリスクと責任を負う覚悟が生まれるといいなと思います．作業を通して強くたくましく成長して欲しいです[57]．

カナダモデルを知ってから，考え方や行動の基になっている理論を意識するようになりました．これは，リーズニングを使うとも言えます．クライエントに出会ったとき何を見るか，何を考えるかの背景に，価値観や理論があります．カナダモデルを知る前には，疾患や障害を知るところから作業療法を始めていました．カナダモデルを知ってからは，クライエントが何をすることで幸せを感じる人なのかを知ろうとするところから作業療法を始めるようになりました．疾患は，処方箋に書いてあり，心身機能障害は検査をすればだいたい分かりますが，クライエントの作業を知ることは容易ではありません．クライエント自身も知らなかったり，障害を持ってから変わったりするからです．クライエントの作業を知るためには，クライエントの環境も知らなければなりません．作業療法士は，クライエントや関係者や関係機関と，流動的で相互交流的関係を持ち続けなければなりません．そして，大切なことは目に見えない…本当に厄介です．

---

57) 作業療法士として成長する方法として，自分の行動の省察があります．吉川ひろみ．作業療法士としての成長の仕方．作業療法ジャーナル 39（4），280-284，2005．最近私は，プレイバックシアターという即興劇を通して，行動を省察する方法が有効ではないかと考えています．

現在の作業療法で行われている「機能訓練」や「リハビリ」と呼ばれるものは，地球でたくさん咲いているバラの花のようです．「機能訓練」や「リハビリ」は，廃用症候群とか生活不活発病の予防や，機能維持という役割を果たしているのでしょう．それなりの魅力があります．でも，クライエント中心の作業療法は，作業療法士とクライエントとが時間をかけて作り上げいくものです．ほかのどの作業療法場面とも違うのです．クライエントと作業が結び付くためにも，絆が結ばれるまでの時間が必要です．それは，王子さまと花が共に費やした時間，王子さまと花が行った作業によって，王子さまと花との絆が結ばれたことと似ています．

私の作業療法実践を少しお話しします．私が杖の代わりにもなる旅行鞄を紹介した後，家族旅行を繰り返すようになったクライエントがいます．クライエントは，COPMでは「何もしたいことはない」と言いましたが，私が「趣味を見つけましょうか」と言うとうなずきました．私は雑誌で読んだ三好悦郎さんという足が不自由な社長が考案した旅行鞄のことを話しました．するとクライエントは，インターネットでその鞄を購入し，家族で旅行に行き始めました．旅行中のパリで足首を骨折しても，旅行熱が冷めることはありませんでした．添乗員の手際の良さや，病院での親切なスタッフの対応を，目を輝かせて報告してくれました．

作業療法だからこそ経験できる喜びを実感することもありました．失語症の男性のクライエントがいました．学生時代に合唱をしていたこと，孫がピアノを習っていることから，右手でピアノを弾いてみることになりました．簡単な曲を私が選んで練習しました．しばらくたったある日，「もしもピアノが弾けたなら」を弾きたいと言ったのです．彼はいつもよりも熱心に取り組みました．妻も練習に協力しました．私はその曲の「心はいつでも　半開き　伝える　言葉が　残される」というところで胸が熱くなりました．妻も同じだと言いました．作業には，その人が表れます．その方の優しさ，聡明さ，勤勉さ，周囲の人への配慮，努力，未来への希

望…ピアノの音色とその方の作業への取り組み方が，見えない大切なことを語ります．

　カナダモデルを知ってから，クライエントだけではなく，周りの人たちを見るときに，この人はどんな人だろうと考えるようになりました．誰でもみんな自分だけのスピリチュアリティを持つという前提を受け入れ，見えないスピリチュアリティを感じようとしている自分に気づきます．スピリチュアリティ（自分の素）が表現に出やすい人もいれば，出にくい人もいます．みんなが自分の素を大事にして，秘伝の味を出せるようになったらいいなと思います．どんな味も磨きをかければ素晴らしい味わいを醸し出すと信じています．でも今は，多くの人が，自分以外の大きな力にねじ伏せられてしまっていたり，これ以上傷つかないように鎧で自分の素を閉じ込めてしまっているように感じます．社会から受ける圧力や，無意識に行う人々の自己規制が今の社会の圧力を増大させていることに気づくようになったのも，カナダモデルを知ってからです．みんなが自由に，自分を成長させる作業と結び付くことができるような社会を創っていきたいです．

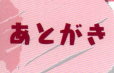

あとがき

⭐ おじさんへ

　私の話を読んでくれてありがとうございます．おじさんには，どうでもいいこともたくさんあったと思いますが，おじさんと王子さまのおかげで，私はカナダモデルについて理解を深めることができました．おじさんや王子さまに，作業療法士として出会うことができた気持ちになって，うれしいです．

　王子さまは，自分の星で，火山の掃除をしたり，花に水をやったりしているでしょうね．おじさんの描いたヒツジはバオバブの茎を食べているでしょうね．おじさんは絵を描いているでしょうね．絵を描くと覚えておけるし，描かれたものと自分が少し近づいた気持ちがしますね．この本の中で，私たちがいつでも会うことができると思うと，安心です．

⭐ 読者の皆さんへ

　この本を書くことになったのは，「星の王子さま」に書かれている「目に見えない大切なもの」というメッセージを手掛かりに，カナダモデルを説明するという企画を出版社からいただいたからです．

　カナダの作業療法士たちは，作業療法のガイドラインとして「Enabling Occupation：An Occupational Therapy Perspective」（邦題「作業療法の視点：作業ができるということ」）を出版した翌年の1998年に，モントリオールで世界作業療法学会を主催しま

した．そのときのテーマは，「Sharing a global perspective（世界の視点を共有しよう）」でした．世界共通の作業療法の視点は，作業の可能化（Enabling Occupation）なのだという宣言でした．その後継続的に世界作業療法士連盟から発表されている声明書は，この考えをより強固に，発展させるものとなっています．

　この本を書きながら，目に見えない大切なものがたくさんあることに気づきました．スピリチュアリティ，協働関係，人と作業との結び付き，リーズニング…見えなくても考えることができます．

　カナダモデルは大切なものを，説明しようとしています．COPMは，数字にすることで，見えないものを信じることが難しい人たちにも，作業療法を分かってもらおうという努力の賜物です．

　この本では，作業遂行と結び付きのカナダモデル（Canadian Model of Occupational Performance and Engagement, CMOP-E），可能化の基盤（Enablement Foundation），カナダ実践プロセス枠組み（Canadian Practice Process Framework, CPPF），クライエント中心の可能化のカナダモデル（Canadian Model of Client-Centred Enablement, CMCE）を紹介しました．このほかにカナダから，可能化の連続体（Enablement Continuum, EC），適合チャート（Fit chart），作業の可能化モデルにおけるリーダーシップ（Leadership in Enabling Occupation model, LEO）などが発表されています．これからもモデルが改定され，新たなモデルが作られるでしょう．私たちも，現在のモデルから学び，使いこなし，より一層説明力のあるモデルを考案していきましょう．

　私には「星の王子さま」にまつわる思い出が，もう一つあります．おじさんが描いた帽子に見える絵は，母から聞いた話を思い出させるのです．私が幼いころ，ひらがなのひに見えるものを描いて，「ひーちゃん（自分のことをこう呼んでいました）」と言って母に見せたそ

うです．母はこの子は天才かもしれないと思い，別の紙にもう一度書くように言ったそうです．すると，わたしは帽子のカーブの部分（ひを上下逆にした形）を描いたのです．そのころ私は，出かけるときはいつも，頭に手をやって「ぼう」と言い，帽子をかぶせてもらっていたそうです．「ひ」に見えたものが文字ではないと知った母は，少しがっかりしたそうです．

　絵を描いた人と絵を見た人は，同じ絵に別のものを見ます．お互いの気持ちや考えは見えませんが，前後の脈絡から想像することができます．言葉を交わし，共に時間を費やし，共に作業をすることで，気持ちや考えを分かりあえる可能性が高まります．

　作業療法は見えないところがたくさんありますが，見えるところもたくさんあります．想像して，確かめながら，未来の可能性を信じて，みんなで丁寧に時間を過ごしていきたいと思います．

　この本の原稿を書く途中で，大学院の作業科学ゼミに参加している学生や同僚の作業療法士から感想や意見をもらいました．原稿を読み，カナダモデルについての自分の理解と照らし合わせ，自分が経験した作業療法実践のことを思い出し，コメントをくださった皆さんに感謝します．原稿が完成に近づいたとき，リハビリテーションの森で出会った私の恩師で，教員になることを勧めてくれた小林夏子さん，カナダモデルの重要な部分を翻訳し，作業のある地域作りをしている高木雅之さん，入院中に星の王子さまを持って来てくれた引野里絵さん，COPM と AMPS の普及に共に取り組んでいる齋藤さわ子さんから，貴重なコメントをいただき，加筆修正しました．私よりも私の考えや気持ちを言葉にしてくれる人がいることを，とても幸せに思いました．ありがとうございます．最後に，知識と物語を結び付けるという冒険に，私を誘ってくださった株式会社シービーアールさんに，深く感謝いたします．

●著者プロフィール

吉川ひろみ

国立療養所東京病院附属リハビリテーション学院作業療法学科卒業．奥鹿教湯温泉病院，篠ノ井総合病院で作業療法士として勤務した後，1995 年より県立広島大学（当時，広島県立保健福祉短期大学）に勤務．米国ウェスタンミシガン大学にて修士，吉備国際大学にて博士（保健学）取得．担当科目は，作業科学，生命倫理学など．翻訳「続・作業療法の視点」（大学教育出版）など，著書に「『作業』って何だろう 作業科学入門 第 2 版」（医歯薬出版），「作業療法がわかる COPM・AMPS 実践ガイド」（医学書院），「保健・医療職のための生命倫理ワークブック」（三輪書店），「英語で学ぶ作業療法」（シービーアール）など．日本作業科学研究会会長，プレイバックシアター劇団しましま代表．

カナダモデルで読み解く作業療法

2018 年 9 月 10 日　第 1 版第 1 刷
2024 年 4 月 1 日　第 1 版第 2 刷 ©

著　　　者　吉川ひろみ
発　行　人　三輪　敏
発　行　所　株式会社シービーアール
　　　　　　東京都文京区本郷 3-32-6　〒 113-0033
　　　　　　☎ (03)5840-7561（代）Fax (03)3816-5630
　　　　　　E-mail／sales-info@cbr-pub.com
　　　　　　ISBN 978-4-908083-36-5　C3047
　　　　　　定価は裏表紙に表示
印 刷 製 本　三報社印刷株式会社
　　　　　　© Hiromi Yoshikawa 2018

本書の内容の無断複写・複製・転載は，著作権・出版権の侵害となることがありますのでご注意ください．

JCOPY ＜(一社) 出版者著作権管理機構 委託出版物＞
本書の無断複製は著作権法上での例外を除き禁じられています．
複製される場合は，そのつど事前に，(一社) 出版者著作権管理機構
（電話 03-5244-5088，FAX 03-5244-5089，e-mail: info@jcopy.
or.jp）の許諾を得てください．